DR. Z

MUNDSCHROTT

Bekenntnisse
eines Zahnarztes

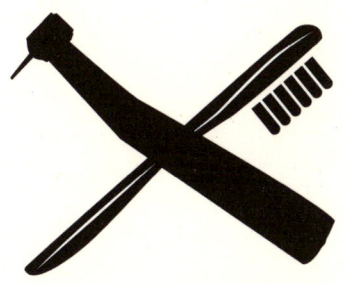

SCHWARZKOPF & SCHWARZKOPF

Inhalt

»An jedem Zahn hängt auch ein Mensch. Sehen Sie zu, dass dieser Mensch Ihre Behandlung überlebt.«

Ein Oberarzt

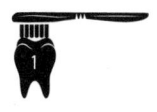

Indien

»Weshalb weinst du, mein Sohn?« Der warme Klang der Stimme Meister Vishnumams schwebt wie eine Daunenfeder im Meereswind durch die große Halle.

»Der Ventilator«, antworte ich, »dieses Geräusch erinnert mich an mein altes Leben.«

»Möchtest du darüber sprechen?«

An eine Säule gelehnt sitze ich da und spüre den kühlen Stein in meinem Rücken. »Ich weiß nicht, ob ich schon bereit dafür bin.«

Wir schweigen beide für einige Minuten.

»Du weilst nun schon mehrere Wochen bei uns«, bemerkt Meister Vishnumam schließlich, »ich denke, es ist an der Zeit, mit der Arbeit zu beginnen.«

Vor meinen geschlossenen Lidern sehe ich sein dunkles widersprüchliches Gesicht: Die tiefbraunen blitzenden Augen unter dem schlohweißen Haar. Das jungenhafte Lächeln, das stets seine Lippen umspielt.

»Schon mehrere Wochen? Ist das wahr? Es kommt mir vor, als sei ich eben erst angekommen.«

Von draußen ist Vogelgesang zu hören. Schwül-warme Luft dringt durch die offen stehenden Terrassentüren herein. Es riecht nach Meer und frisch gemähtem Gras.

»Wollt ihr wissen, weshalb ich hier bin?«, frage ich und blicke den neben mir sitzenden Mann an.

»Oh ja, das interessiert mich«, antwortet der Meister lächelnd, »sehr sogar.«

»Ich habe alles aufgeschrieben, jedes Wort, jeden Gedanken. Alles, was geschehen ist an diesem unheilvollen Tag. Und auch …«

Ich zögere.

»Und was?«

»Und seien es auch noch so beschämende Gedanken gewesen«, füge ich leise hinzu.

»Beschämend?«

Stumm nicke ich mit dem Kopf.

»Scham, mein Sohn«, ruft Meister Vishnumam lachend, »kennen wir in diesem Ashram nicht. Oder bist du ihr hier irgendwo einmal begegnet?«

»Nein«, unwillkürlich muss ich lächeln, »tatsächlich nicht.«

»Siehst du. Aber nun lass mich hören, was du angestellt hast in deinem alten Leben. Du hast mich neugierig gemacht.«

Er schlägt ein Bein unter das andere und setzt sich mir im Lotussitz gegenüber. Auffordernd nickt er mir zu.

Ich ziehe das dicke abgegriffene Notizbuch aus meiner Tasche. Während ich die ersten, in winziger Schrift verfassten Zeilen überfliege, kommen mir erneut Zweifel.

»Seid Ihr sicher?«, frage ich noch einmal. »Es ist keine sehr erfreuliche Geschichte.«

»Dann wird sie wenigstens nicht langweilig sein«, erwidert Meister Vishnumam.

Und so beginne ich stockend zu lesen:

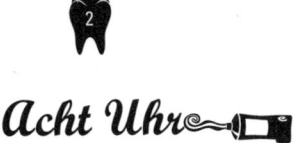

Acht Uhr

Meine erste Patientin an diesem unerfreulichen Morgen ist Frau B.

Wenn ich ehrlich sein darf, so ist fast jeder Morgen für mich unerfreulich. Somit kann Frau B. nicht der Anlass sein. Höchstens der Auslöser.

Ganz offensichtlich ist mein Problem ein anderes:

Ich bin Zahnarzt.

Na und?, werden Sie sich vielleicht fragen. Zahnärzte, das sind doch diejenigen, die mittwochs immer frei haben (Stichwort: Dentistensabbat) und Freitagmittag bereits auf dem Weg ins teure Wochenende sind. Klingt doch eigentlich nach einem ziemlich entspannten Leben. Aber weit gefehlt!

Sie machen sich keine Vorstellung davon, was es wirklich bedeutet, diesen Beruf auszuüben. Woher auch? Ich selbst hatte ja keine Ahnung. Bis es zu spät war.

Vielleicht versuche ich einfach einmal, es zu erklären: Zahnarzt sein bedeutet nämlich, das Leben mit Menschen zu verbringen, von denen man – freundlich formuliert – nicht eben überschwänglich geliebt wird. Denn, machen wir uns bitte nichts vor, niemand geht gerne zum Zahnarzt. Und daher freut sich auch nie jemand darüber, seinen Zahnarzt zu sehen.

Können Sie sich so ein Leben vorstellen?

Können Sie nicht. Aber wenn es Sie interessiert, werde ich versuchen, es Ihnen näherzubringen.

Zunächst ein kleines Experiment: Schließen Sie ruhig einmal die Augen. Betreten Sie jetzt in Gedanken die Praxis Ihres Zahnarztes. Öffnen Sie die Eingangstür und nähern sich dem Empfangstresen. Wonach riecht es? Was für Geräusche hören

Sie? Was macht Ihr Herzschlag? Wie fühlt es sich in der Magengegend an?

Geben Sie es ruhig zu. Eine Zahnarztpraxis ist kein Ort der Heiterkeit.

Wenn Sie an Ihren Zahnarzt denken, steigt Ihnen dieser typische unangenehme Geruch in die Nase. Sie haben das Kreischen der Bohrer im Ohr. Sie hören feines Metall auf Ihren Zähnen kratzen und spüren förmlich, wie sich die lange Spritzennadel in Ihr Fleisch senkt. Sie stellen sich vor, wie Sie hilflos daliegen, während sich Ihr Peiniger über Sie beugt, um Sie mit seinen im Licht der OP-Lampe funkelnden Instrumenten zu quälen.

Das sind keine beglückenden Gedanken. Doch wessen Schuld mag das sein? Oder anders gefragt: Wäre es Ihnen tatsächlich lieber, es gäbe uns nicht? Würde es Ihnen mehr Freude bereiten, wie in zurückliegenden Jahrhunderten von irgendeinem Friseur auf dem Marktplatz die Zähne aus dem Kiefer gebrochen zu bekommen, Zuschauer inbegriffen?

Sehen wir den unschönen Tatsachen doch ins Auge: Jemand muss sich wohl oder übel um den ganzen Mundschrott kümmern. Denn der moderne Mensch ist offensichtlich nicht willens oder in der Lage, eine adäquate Mundpflege durchzuführen. So sieht es leider aus. Aber anstatt dafür dankbar zu sein, dass eine heutige zahnärztliche Behandlung im Vergleich zu früheren Epochen einem Wellness-Kurzurlaub gleicht, hat Volkes Stimme irgendwann entschieden, dass Zahnärzte schmierige Sadisten seien, die im Porsche zum Golfplatz fahren. Und seltsamerweise hat das Volk recht.

Die Frage lautet also: Warum sind Zahnärzte so, wie sie sind?

Warum sind, nach einer nicht repräsentativen Umfrage, acht von zehn Dentisten der Überzeugung, einen tollen Beruf auszuüben, wenn da nicht die Patienten wären …

Patienten, mit denen wir täglich in engen körperlichen Kontakt treten müssen. Deren Gesichter wir aus großer Nähe zu sehen bekommen, die wir riechen müssen und deren Unzulänglichkeiten wir mit ärztlicher Gelassenheit zu betrachten haben. Und wenn diese Patienten dann den Mund aufmachen, sind wir sogar verpflichtet, ganz genau hinzusehen. Und was erblicken unsere gestraften Augen wohl Tag für Tag?

Fäulnis, Krankheit und das Resultat bakterieller Zerstörung. Es blutet, es eitert, es modert in Ecken und Nischen, von deren Existenz die meisten Menschen nicht einmal etwas ahnen.

Das ist nicht schön, aber noch ein Mal: Unsere Schuld ist das nicht.

Aber es ist unser Problem. Denn wirklich betroffen von dem ganzen Elend ist wer? Wir Zahnärzte! Genau.

Die meisten Patienten stört es nämlich überhaupt nicht, dass auf ihren Zungen Pilzrasen wachsen, dass ihre Zähne unter gelblichen Gebirgen von Zahnstein verschüttet sind oder dass Bakterienkulturen ihr Zahnfleisch in eine aufgedunsene, schlabberige Masse verwandeln. Aber mich stört es, denn ich muss das sehen! Und riechen! Tausendfach.

Hat eigentlich irgendwer mal darüber nachgedacht, wie wir Zahnärzte noch in Ruhe eine überbackene Lasagne mit dick fließender Béchamelsauce essen sollen, ohne dabei an den Patienten vom Vormittag denken zu müssen?

Die Mundhöhle, so sagt ein chinesisches Sprichwort, ist der Spiegel der Gesundheit. Offenbar fördert der jahrzehntelange Blick in diesen verdreckten Spiegel nicht den Glauben an das Gute im Menschen. Und so kommt es, wie in der folgenden beispielhaften Szene geschildert, zu täglichen Scharmützeln zwischen den schmierigen Zahnarztsadisten und den beratungsresistenten Patienten:

»Herr Doktor, ich hab da manchmal einen komischen Geschmack im Mund. Vor allem, wenn ich so sauge.« Zur Verdeutlichung des Gesagten wird das Gesicht entsprechend verzogen, unterlegt von einem schmatzenden Geräusch.

»Da jetzt auch wieder, irgendwie faulig.«

Richtig!, würde ich dann gerne rufen, es ist faulig. Sie verfaulen. In Ihrem ungeputzten Mund leben mehr Bakterien als Menschen auf diesem Globus.

Natürlich sage ich nichts dergleichen. Ich lächele freundlich und beginne, die Tatsache, dass es in der mir dargebotenen Mundhöhle schlimmer aussieht als im Enddarm einer Nacktschnecke, mit höflichen Worten zu umschreiben:

»Also, Sie haben das ganz richtig beobachtet. Es handelt sich um die typischen Anzeichen einer Entzündung. Ihr Körper versucht sich gegen bestimmte Keime zu wehren, aber es gelingt ihm nicht alleine, und deshalb sollten wir ihm dabei helfen.«

»Aber ich putze doch immer meine Zähne! Mit einer elektrischen Zahnbürste sogar.«

»Sicher. Sehr schön. Das sehe ich auch.«

Was natürlich Quatsch ist. Gerne würde ich erwidern, dass das Trinken von Cola entgegen möglicher Werbeversprechen *keine* zahnreinigende Wirkung hat. Ja wirklich! Cola ist keine Mundspüllösung. Obwohl es auch so schön schäumt.

Stattdessen erkläre ich in ruhigem Ton: »Es gibt einfach zu viele Bereiche in Ihrem Mund, die Sie selber nicht säubern können. In den Zahnzwischenräumen beispielsweise oder unter dem Zahnfleischsaum.«

»Und wieso hat mir das noch niemand vorher gesagt?«

»Nun ja, da ich Sie heute zum ersten Mal sehe, kann ich wenig über Ihre bisherigen Behandler sagen.«

»Bei der Frau Doktor Birnbaum war immer alles in bester Ordnung.«

Ich atme ruhig und gleichmäßig, suche den Augenkontakt, strahle verständnisvolle Anteilnahme aus und fahre fort, in wohlgesetzter Rede zu erklären: »Sehen Sie, diese Entzündungsprozesse entwickeln sich meist schleichend und bleiben leider oft über einen sehr langen Zeitraum unbemerkt, dennoch …«

»Bei der Frau Doktor Birnbaum war immer alles in bester Ordnung«, wiederholt die Patientin, offenbar in der Annahme, ihrer Aussage dadurch mehr Substanz verleihen zu können.

Dann hat Kollegin Birnbaum Tomaten auf den Augen. Oder einfach keine Lust, sich mit dir herumzustreiten. Und ich übrigens auch nicht.

Das sage ich nicht, sondern stattdessen: »Na ja, ich versuche gerade, Ihnen verständlich zu machen, dass an manchen Stellen eben nicht alles in bester Ordnung ist. Schauen Sie, wir können ein Foto mit dieser Kamera machen, dann werden Sie selber auf dem Monitor erkennen, was ich meine.«

Mit der intraoralen Kamera mache ich zwei, drei ansprechende Bilder von dunkelbraun aufgeweichten Kronenrändern und vanillepuddingartigen Belägen.

»Igitt, wie sieht das denn aus!«

»Tja, das ist jetzt natürlich stark vergrößert, aber hier kann ich Ihnen zeigen …«

»Ne, iiih, ne!«

»Es tut mir leid, aber es ist manchmal sehr hilfreich, wenn man die Dinge mit eigenen Augen sieht und nicht nur darüber spricht, deshalb …«

»Machen Sie das weg, das ist ja eklig!«

»Ja. Das sollten wir tun. Aber dafür müssen wir einen Termin vereinbaren und …«

»Nein! Sie sollen das Bild wegmachen.«

Und so weiter und so weiter. Missverständnisse, Anfeindungen, Konflikte. Oder anders ausgedrückt: Arzt-Patienten-Verhältnis.

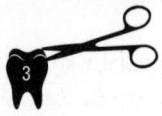

Acht Uhr fünfzehn

Als ich das Behandlungszimmer betrete, sitzt Frau B. bereits im Stuhl, den Rücken mir zugewandt.

Wir haben alle unsere Behandlungsstühle so montiert, dass die Patienten die Zimmertüre im Rücken haben. Das ist zwar schlecht für das Feng-Shui, aber auf diese Weise sehen die Patienten nicht, was hinter ihnen geschieht. Gleichzeitig wirkt die Aussicht aus dem siebten Stock mit Blick über die pulsierende Großstadt angenehm ablenkend. Aufpassen müssen wir nur, wenn es draußen dämmert und die Fensterfront zum Spiegel wird. Vermutlich ist so die ein oder andere meiner Gesichtsentgleisungen in der Vergangenheit nicht unbeobachtet geblieben. Besser also, wir lassen rechtzeitig unsere neuen elektrischen Jalousien heruntergleiten, dann können auch die neugierigen Studenten vom Wohnheim gegenüber, die alle paar Minuten zum Rauchen auf einen der etwa dreißig schuhkartongroßen Balkone schlurfen, nicht mehr zu uns reinglotzen. Unglaublich übrigens, wie viel Zeit die Studenten heutzutage zum Kaffeetrinken und Qualmen haben. Natürlich nie vor elf Uhr mittags. Bis dahin wird geschlafen und das letzte Gutenachtbier verdaut. Zahnmedizin studieren die sicher nicht.

Mein Gott, wenn ich da an früher denke … Um acht Uhr morgens haben wir schon in unseren weißen Metzgerkitteln gesteckt, bereit, uns von den Assistenzärzten schikanieren zu lassen. Dagegen war die Bundeswehr ein Waldorfkindergarten. Hieß es. Ich war ja dummerweise Zivildienstleistender. Meine Eltern hätten mich nie mit der Waffe herumlaufen lassen. Diese Hippie-Achtundsechziger. Dabei wollte ich unbedingt Panzer fahren. Wann hat man später noch einmal die Gelegenheit, so richtig alles platt zu machen. Stattdessen: Ärsche abwischen im Altersheim.

Na ja, war dann trotzdem eine ganz gute Zeit. Weg von zu Hause, keine Schule mehr, dafür am Steuer eines Viertonners mit Sirene und Blaulicht zum nächsten Herzinfarkt. Glücklicherweise bin ich nämlich beim Malteser Hilfsdienst gelandet. Und nach vier Wochen zwischen Bettpfannen und Urinbeuteln wurde ich auf den Rettungswagen versetzt. Das war dann fast noch besser als Panzer fahren, denn mit Kompressor-unterstützter Sondersignalanlage, also Blaulicht und Trompete, durch belebte Innenstadtstraßen zu düsen, hat eine durchaus kreislaufanregende Wirkung. Wehe, man kam später als der schneidige Notarzt in seinem Golf GTI am Unfallort an. Peinlich, peinlich! Also wurde ordentlich auf die Tube gedrückt. Spannend für uns Zivis, die wir ja schon mindestens sechs Monate den Führerschein besaßen. Spannend erst recht für die anderen Verkehrsteilnehmer.

Da fällt mir die Sache mit dem Zivildienstleistenden Becker ein: Der saß eines sonnigen Tages Ende der Achtzigerjahre mit seinem Kollegen im Rettungswagen vor der Hals-Nasen-Ohren-Klinik einer mitteldeutschen Universitätsstadt. Beide haben die Füße, die in hübschen, stahlkappenverstärkten Sicherheitsschuhen vor sich hin schwitzen, auf dem Armaturenbrett des nagelneuen, zur rollenden Rettungskapsel ausgebauten Mercedes Sprinter, einer 200.000-D-Mark-Spende der ortsansässigen Pharmafirma, abgestellt. Während sie versuchen, möglichst wenig von ihren Fischbrötchen im Auto zu verteilen, schrillt plötzlich der Notruf. Mit vollen Backen reißt der eine den Hörer von der Gabel und ruft »Rettungswagen vier vor der HNO« ins Funktelefon, sodass Matjesstückchen die Windschutzscheibe besprenkeln. Der Diensthabende auf der Leitstelle antwortet mit seinem Sprüchlein: »Nummer vier, fahren Sie mit Sondersignal zur Soundsostraße, Verdacht auf Infarkt.«

Mit vor Aufregung glühenden Bäckchen pfeffern beide ihre Fischbrötchen in die Ecke, schnallen sich an, der Beifahrer bestätigt der Leitstelle, dass man unterwegs sei, Kollege Becker haut den ersten Gang rein, tritt voll aufs Gas ... und dann rast der 3,20 Meter hohe Rettungswagen voll unter die bogenförmige Betontreppe, die sich vor dem Hochhausgebäude der Klinik in luftige Höhen schwingt, deren Durchfahrtshöhe aber leider nur drei Meter beträgt.

So kam es, dass der Stolz des örtlichen Malteser Hilfsdienstes unter der Brücke der Universitätsklinik zum sehr teuren Cabrio umfunktioniert wurde.

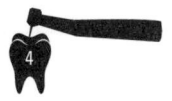

Acht Uhr zwanzig

Leise trete ich in meinen weißen Lederslippern näher von hinten an den Behandlungsstuhl heran.

Der Kopf von Frau B. nimmt das Angebot der Kopfstütze, es sich bequem zu machen, nicht an. Stattdessen sitzt sie leicht vorgebeugt, was ihr die typische Hühnerhalsoptik verleiht, die ich immer bei nervösen, also eigentlich bei allen, Patienten beobachte.

Es ist allerdings auch gar nicht so einfach, in einem Zahnarztstuhl entspannt zu sitzen. Nicht wegen der unschönen Aussicht auf die bevorstehende Behandlung, das meine ich nicht, sondern weil man darin die Unterschenkel nicht anwinkeln kann. Man sitzt mit nach vorne durchgestreckten Beinen da – so als sei man eben im Begriff, eine gymnastische Dehnübung zu beginnen –, trägt aber anstelle des sportlichen Outfits ein von der freundlichen zahnmedizinische Fachangestellten umgehängtes Papierlätzchen und fühlt sich, sagen wir mal, unwohl. Ich weiß das, weil ich es selber immer mal wieder ausprobiere. Ich setze mich auf einen meiner sündhaft teuren Stühle und wechsle die Perspektive. Dabei stelle ich fest: ist nicht schön, da zu sitzen.

Aber müssen Patienten mich deswegen ständig mit den Worten »Herr Doktor, nehmen Sie es nicht persönlich, aber ich mag Sie nicht« begrüßen? Wie soll ich das nicht persönlich nehmen?

Oder auch gerne: »Sie sind ja ganz nett, aber privat möchte man mit seinem Zahnarzt doch lieber nichts zu tun haben.«

Na vielen Dank auch.

Und nach der Behandlung, wenn ich als höflicher Mensch »Auf Wiedersehen« sage, bekomme ich ein »Ne, lieber nicht!« zu hören.

Ist es da verwunderlich, wenn wir Zahnärzte im Laufe unseres Berufslebens immer seltsamer werden? Wenn man stets nur mit einer Mischung aus Angst, Abscheu und Ekel betrachtet wird, dann wird man irgendwann tatsächlich zum abscheulichen Ekel. Ist doch klar. Allerdings muss ich eingestehen, dass der Typus »unsympathischer Sonderling« bei uns Zahnärzten auch konsequent und von Anfang an gefördert wird.

Das beginnt schon bei der Zulassung zum Studium. Welcher normal-nette Mensch hat denn bitte schön einen Abiturdurchschnitt von eins Komma zwei? Eben. Für den Fall, dass sich unter den Studierenden doch nette junge Menschen befinden, hat sich irgendwer in wilhelminischer Vorzeit das bis heute an deutschen Hochschulen praktizierte Quälen und Drillen, besser bekannt unter der irreführenden Bezeichnung »Zahnmedizinstudium«, ausgedacht.

Während ich den vorgebeugten Hinterkopf von Frau B. betrachte, steigen Erinnerungen an das erste Studiensemester in mir auf: Es war Sommer, es war heiß, und wir konnten aus den schmalen, kellerartigen Fenstern unseres Labors die gebräunten Beine der Studentinnen begutachten, die zum Lernen oder was auch immer an die nahe gelegenen Flussufer strebten. Hätten sie gesehen, womit man uns knapp vierzig Auserwählte von morgens acht bis nachmittags um fünf beschäftigte, sie hätten sich auf den Asphalt gekniet, um besser durch die Fensterschlitze bestaunen zu können, wie bescheuert manche Menschen sind.

Tatsächlich haben wir beispielsweise vierzehn Tage ununterbrochen damit zugebracht, etwa drei Millimeter hohe Kegelchen aus Wachs zu modellieren. Mit diesen Kegelchen, die der erste Schritt zur Erstellung einer Zahnkaufläche sein sollten, reihten wir uns alle paar Stunden in eine bis auf den Flur reichende Warteschlange ein, die ihren Anfang im Assistenzarztzimmer nahm. Dort saß, wie ein kleiner König, dem sein Bauernvolk läppisches, welkes Gemüse anpreist, entweder der schöne Dr. Stefan oder der dicke Dr. Buck, oder, Schreck lass nach, der Kursleiter höchstselbst, Herr Privat-dozent Dr. Zickelmaier.

Einer dieser Herren schaute sich die ihm dargebotenen Kegel-chen je nach Uhrzeit, Wetter oder Speiseplan der Mensa zwei, fünf oder dreißig Sekunden lang an, um sie dann entweder mit einem feinen Instrument durch den Raum zu schnippen, sich totzulachen oder das Ganze mit einem Testat zu versehen.

Es war vollkommen unmöglich, den Ausgang der Prozedur vor-auszusehen, außer für Wibke und Tatjana, die hatten so tolle Brüste, die bekamen jedes Testat. Allerdings drehte sich der Wind für die beiden später, als ihre Dekolletés bei den weiblichen Assistenz-ärztinnen zu einer gewissen Stutenbissigkeit führten.

Wir anderen jedenfalls waren ratlos und blieben dies auch für den Rest des Studiums. Unsere Kegelchen glichen sich wie ein ge-klonter Zahn dem anderen, sodass wir es auch bald aufgaben, der Aufforderung »noch mal machen« nachzukommen. Exakt die glei-chen »Schrottkegel« waren nämlich zwei Stunden oder zwei Tage später durchaus testatwürdig.

Es folgten ungezählte weitere Prozeduren, die stets nach dem Prinzip verliefen: »Du bist ein kleiner Student, und ich, dein Aus-bilder, entscheide, ob und wann du hier weiterkommst.«

Tagelang polierten wir mit Nylonstrümpfen und Backpulver Gipsmodelle auf Hochglanz, schnitzten Eckzähne aus Seife, gra-vierten unsere Namen und Adressen in rohe Eier, bogen Drähte zu Schlaufen, bis sie plan, oder auch nicht, auf einer Glasplatte lagen, und standen täglich Schlange, Schlange, Schlange, um dann mit gesenktem Haupt und ohne Testat an der Schlange zurückzulaufen, um sich hinten in die ewige Schlange wieder einzureihen.

Tatsächlich sind damals nach dem ersten Semester zwei von den Netteren nicht mehr zur Fortsetzung des Studiums erschienen. Trotz bestandenem Schein.

»Wenn ich mich verarschen lassen will, unterschreibe ich lieber beim Bund, da werde ich wenigstens dafür bezahlt«, sagte Michael, als wir nach Semesterabschluss beim Bier in der Spätsommersonne saßen. Jener Michael ward dann auch nie mehr im weißen Kittelchen gesehen.

Wirklich besser ist es für uns Verbliebene in den folgenden Jahren an der Zahnklinik leider nicht geworden. Nur anders. Heimtückischer.

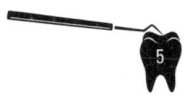

Acht Uhr fünfundzwanzig

Ich stehe jetzt direkt hinter Frau B. Ihr klebriges Parfum vermischt sich mit dem jugendlich-süßlichen von Melissa, meiner wasserstoffblonden Assistenz, die gerade scheppernd das zahnärztliche Grundbesteck, bestehend aus Spiegel, Sonde und Pinzette, auf den schwenkbaren Tisch vor Frau B. räumt. Immer dieser Lärm! Kann das Kind nicht leiser arbeiten. Zum tausendsten Mal stelle ich mir vor, wie die perfekte Assistenz beschaffen sein müsste: geräuschlos schwebend, nach einem Hauch von Minze duftend, freundlich klein und zierlich, damit sie wenig Platz am Stuhl beansprucht, und natürlich wunderhübsch … Ich verharre hinter Frau B.

Melissa, die nichts mehr zum Lärmmachen findet, schaut mich fragend an, offenbar verwundert darüber, dass ich die Patientin nicht begrüße. Aber eine Woge des Widerwillens steigt in mir auf. Ich kenne dieses Gefühl. An manchen Tagen wird es so mächtig, dass ich es nicht fertigbringe, mich aus meinem Sessel im Bürozimmer zu erheben, auch wenn schon zum wiederholten Mal der Kopf einer Mitarbeiterin in der Tür erschienen ist, um mich daran zu erinnern, dass Herr oder Frau Sowieso schon lange mit Lätzchen um den Hals im Stuhl sitzen. Die lähmende Wirkung breitet sich wie ein Betäubungsmittel in meinem Körper aus, und alles wird taub und stumpf. Ich fühle mich dann wie der Unterkiefer nach einer Spritze beim Zahnarzt.

Und, ist das jetzt schon ein Burn-out? Genügt das, um als arbeitsunfähig anerkannt zu werden? Wann wird aus »kein Bock mehr« eine Depression? Fragen, auf die auch Dr. Google leider keine klare Antwort gibt. Hauptrisikogruppe sollen aber Männer zwischen vierzig und fünfundfünfzig sein, selbstständig, beruflich erfolgreich, Familie. Na bitte. Ich bin auch schon mal von einem Veranstalter für Burn-out-Seminare angeschrieben worden. Offensichtlich prädestiniert mich mein Beruf, um im Verteiler für potenziell Ausgebrannte zu landen. Es handelte sich dabei um eine durchaus ansprechend gestaltete Broschüre. Einfaches Hotel irgendwo in der Eifel, inmitten beruhigend-melancholischer Landschaft. Ich habe sie mal aufgehoben, die Broschüre.

Überhaupt die Eifel. An deren Ausläufern ich den klinischen Teil meines Studiums habe absolvieren dürfen. Also den Teil, in dem die Studenten auf die Patienten, oder umgekehrt, losgelassen werden.

Dort, zwischen dunklem Tann und Rheinebene, wurden die Wachskegelchen und Gipsrüttler eingetauscht gegen ein neues Folterinstrument: den Phantomkopf.

Dreißig bis vierzig an Tische montierte Plastiktorsos mit Kopf und aufgesperrtem Mund. In den Mund lassen sich Kiefer ein- und ausbauen. Die Kiefer wiederum sind bestückt mit austauschbaren Plastikzähnen, in die wir alles schleifen, bohren, kleben und zementieren mussten, was die Welt der Zahnmedizin bis dato ersonnen hatte. So lange bis – na sieh mal an, da war doch was – es ein Testat dafür gab und wir an echten Menschen weiterüben durften.

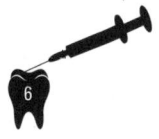

Acht Uhr dreißig

Frau B.s Hinterkopf erinnert mich jetzt tatsächlich ein bisschen an meinen Phantomkopf, Platz Nummer 31 am Fenster. Der hatte, im Gegensatz zu Frau B., zwar keine Haare, aber einen ähnlich schlanken Hals. Das Besondere an unseren Phantomköpfen war, dass sie einen Wasserablauf hatten. Angeblich waren wir weltweit die ersten Studenten, die mit dieser technischen Neuerung drangsaliert wurden. Vielen Dank dafür nachträglich an die Firma Frasaco. Hättet ihr damit nicht noch ein Jahr warten können? Schließlich bedeutete dieser süddeutsche Innovationsdrang für uns, dass wir erstmals, wie am echten Patienten, mit Wasserkühlung bohren mussten. Das führte dazu, dass die ohnehin schon sehr bescheidene Sicht auf den zu bearbeitenden Zahn durch die aus drei Düsen am Bohrerkopf schießenden Wassermassen gegen null tendierte. Da man weder Patienten noch Phantomköpfe beliebig hoch mit Wasser fluten darf, muss bei beiden eine entsprechende Absaugeinrichtung in den Mund gehalten werden. Womit es zwischen Ober- und Unterkiefer noch enger wird. Menschliches Gewebe lässt sich dehnen. Bis zu einem gewissen Grad zumindest. Plastikbacken aber nicht, die reißen ein, und futsch sind Phantomkopf und Testat.

So ein typisches Abschlusstestat am Freitagnachmittag, wenn alle anderen Studiengänge längst am Badesee oder im Biergarten weilten, sah in etwa wie folgt aus: Wir wurden in zwei Gruppen aufgeteilt, damit jeder zweite Phantomkopf unbesetzt blieb.

»Wir können dann besser sehen, was Sie so treiben, und Sie vor Dummheiten bewahren, die Ihnen nur schaden würden.«

Damit waren kleine Tricksereien wie das Abstellen der Wasserkühlung oder das Auseinanderdrücken oder Anheben der Kunststoffzähne gemeint.

Beide Gruppen mussten vor dem Phantomraum warten. Sodann stellte man uns wie vor der weihnachtlichen Bescherung draußen auf den Flur, während drinnen die zu bearbeitende Zahnreihe mit (stets wechselndem) Farblack markiert wurde. Erstens, damit keine bereits im Voraus bearbeiteten Meisterwerke eingeschmuggelt werden konnten, und zweitens jede Berührung des Bohrers mit einem Nachbarzahn – Todsünde! – entdeckt, bewiesen und geahndet werden konnte.

Saßen wir schließlich neben unseren stumm schreienden Plastikfreunden, verkündete die Kursleitung über Lautsprecher die Aufgabe. Zum Beispiel so: »An Zahn zwei-sieben fertigen Sie bitte eine Teilkronenpräparation an. Vergessen Sie den Slice nicht. Am distalen Kasten möchten wir noch einen grazilen Zementaufbau sehen. Beachten Sie, dass wir nachmessen werden, ob Sie eine ausreichende Schichtstärke für die spätere Goldversorgung belassen haben.«

Schimpfen und Wehklagen von uns.

»Und der Zement muss halten, auch wenn wir den Zahn nachher ein bisschen auf den Tisch klopfen, hä hä. Fangen Sie an, Sie haben vierzig Minuten.«

Turbinen heulten auf, Sprühnebel quoll aus den Puppenmäulern. Junge Menschen in weißen Metzgerkitteln hingen mit verdrehten Oberkörpern über und in den aufgesperrten Phantomfratzen. Für die Kursleiter sicher ein herzerfrischendes Bild. Für mich, hätte ich mal die Muße gehabt, den Kopf zu heben und den Blick schweifen zu lassen, eine Szenerie des Jammers.

»Denken Sie an die korrekte Sitzhaltung am Patienten, Ihr Rücken wird es Ihnen in Jahrzehnten danken.«

»Halten Sie den physiologischen Augenabstand von 30 bis 40 Zentimetern zum Arbeitsfeld ein, sonst müssen Ihre Augen ständig akkumulieren ... äh, akkolodieren ... also sich zu sehr anstrengen.«

»Stützen Sie sich am Kiefer oder den Zähnen Ihres Patienten ab, arbeiten Sie nie freihändig.«

»Noch fünf Minuten.«

»Die Zeit ist um. Bitte verlassen Sie Ihren Arbeitsplatz.«

Dann durften wir wieder raus auf den Flur, der eigentlich ein Versorgungsschacht unterhalb der Universitätsklinik war und auch genau dessen Charme verströmte. Rohre und über Putz verlegte Kabel, aber mit Kaffeeautomat! Dort haben wir viele, viele Stunden ohne Tageslicht zugebracht, bleich wie die Grottenolme in den Höhlen Sloweniens. Wir haben herumgestanden, rauchend, schweigend, lästernd, lachend, weinend und wartend auf alles Mögliche: Kursbeginn, Kursende, Kursleiter, Hausmeister, göttlichen Beistand, Gerechtigkeit oder eben die Ergebnisse eines Testats. Die wurden irgendwann in Form zweier DIN-A4-Ausdrucke an die Pinnwand gehängt. Fand man den eigenen Namen auf dem linken Zettel, war das Wochenende gerettet. Ansonsten gab es einen Wiederholungsversuch. Einen.

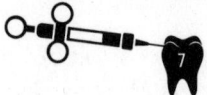

Acht Uhr fünfunddreißig

Ich atme tief ein und trete neben den Behandlungsstuhl. Hektisch dreht Frau B. ihren Kopf in meine Richtung.

»Hach, ich hab Sie gar nicht kommen hören, haben Sie mich jetzt erschreckt.«

»Das tut mir leid«, lüge ich lächelnd, »was kann ich denn für Sie tun?«

»Ich habe Schmerzen.«

»Das ist aber nicht so schön. Wo denn?«

»Da.« Frau B. steckt sich den linken Zeigefinger in den Mund, verrenkt ihren Kopf in dem Glauben, ich könne dann mehr sehen, und wiederholt: »Da. Fenn if da drücke.«

»Aha«, sage ich, und mein Gesicht nimmt die Züge des besorgten Herrn Doktor an.

»Seit wann haben Sie diese Beschwerden?«

»Seit zwei Wochen, aber dann war es plötzlich wieder weg, und da dachte ich, es war vielleicht doch nur eine Erkältung. Aber gestern ist es dann so stark geworden, ich musste zwei Schmerztabletten nehmen. Ich nehme sonst nie Tabletten.«

»Sehr vernünftig«, unterstütze ich lobend die Patientin, genau so wie ich es in der Fortbildung zum Thema »Patientengespräch, Patientenführung – Ihr Schlüssel zum Erfolg« gelernt habe. Allerdings lasse ich Frau B., während sie redet, bereits per Knopfdruck in die Horizontale gleiten, ohne sie, wie in besagter Fortbildung ausdrücklich betont wurde, erst ausreden zu lassen und dann darauf hinzuweisen, dass ich jetzt den Behandlungsstuhl nach hinten gleiten lassen werde, worüber sie bitte nicht erschrecken möge.

Prompt reißt Frau B. panisch die Augen auf und richtet ihren Oberkörper ruckartig auf, um dem Absinken der Lehne entgegenzuwirken.

»Keine Angst«, beschwichtige ich mit sonorer Stimme, während mir einfällt, dass das schon wieder falsch war, weil wir das Wort »Angst« ja gar nicht benutzen sollen, denn auch »keine Angst« suggeriert angeblich Angst, hat der Kursheini gesagt.

Egal, zu spät. Weiter: »Ich werde mir das jetzt mal ansehen.«

Dabei drücke ich den Oberkörper von Frau B. sanft zurück auf die Stuhllehne. Möglicherweise rutscht meine rechte Hand dabei etwas zu dicht an den Busen der Patientin, zumindest spüre ich den gut gefüllten Stoff ihres BHs am Handballen und sehe etwas wie ungläubiges Staunen in Frau B.s Gesicht.

Überhaupt dieser Gesichtsausdruck bei den Patienten. Eine Mischung aus Angst, Hoffnung und Ergebenheit. Vermutlich nur vergleichbar mit dem Gesichtsausdruck eines Entführungsopfers.

Nie werde ich den Ausdruck in den Augen meines allerersten Patienten, Herrn Purzel, vergessen, nachdem er erfahren hatte, dass er das erste menschliche Wesen sein sollte, das mit mir und meiner Hochleistungsturbine Bekanntschaft machen würde.

Nach etwa siebenhundertfünfzig Schleif- und Bohrtestaten am Phantomkopf im Sommer '94, also während alle anderen Studenten wieder einmal am Baggersee das akademische Lotterleben genossen, standen wir zum Beginn des ersten klinischen Semesters im dritten Stock der Zahnklinik und blinzelten nervös in das für uns völlig ungewohnte Tageslicht.

Wie immer warteten wir auf das Erscheinen der Assistenzärzte.

Sollte ich es bis dato noch nicht erwähnt haben: Das Studium der Zahnmedizin besteht zu gut 50 Prozent aus Warten auf irgendeinen Assistenzarzt. Die verbleibenden Prozente verbringt man am sinnvollsten damit, ebendiesem in den Hintern zu kriechen.

Wir warteten also. Wir warteten darauf, dass man uns in die heiligen Hallen, die Behandlungssäle, führen und dort in Zweierteams auf die Behandlungsboxen verteilen würde. So eine Behandlungsbox darf man sich genau so vorstellen, wie es klingt: kompakt.

Je fünf dieser vermutlich von sehr kleinen japanischen Architekten entworfenen Raumwunder waren nebeneinander angeordnet, getrennt durch etwa 1,60 Meter niedrige Plastikwände, sodass man bequem auch in die Münder der Nachbarpatienten gucken konnte. Zum Mittelgang hin waren die Boxen offen. Jenseits des Ganges: fünf weitere Boxen gleicher Bauart.

Zwanzig Studenten, zehn Patienten und ein, zwei Assistenzärzte in einem Raum, das ergibt einen interessanten Klangsalat aus heulenden Bohrerturbinen, heulenden Patienten, heulenden Studenten und manchmal auch heulenden Kursleitern. Doch dazu später.

Ich teilte mir eine Box mit Peer, einem zwei Meter großen Ostfriesen mit Pilotenbrillengestell auf der Nase. Peer sah sich belustigt in unserem Hamsterkäfig um, brummelte irgendwas von: »Jou, mol kicken, was in den Schubfächärn do unnen drinn is«, bückte sich und drückte mit seinem gewaltigen Hintern die Trennwand zur Nachbarbox ein.

»Ou shiit. Tud mir eeecht leid, Leudde«, tröstete er die Nachbarkollegen und fummelte die Plastikwand wieder in ihre windigen Verankerungen. Schon kam Frau Assistenzärztin Dr. Veronika Lehnhard, eine energiegeladene Brünette mit Kittelgröße XXS, in unsere Box geschossen und baute sich vor Peer auf, was bei einem Größenunterschied von fast einem halben Meter so unglücklich aussah, dass Peer sich vorsichtig auf einen der Hocker setzte.

»Machen Sie immer alles erst mal kaputt, was nicht Ihnen gehört?«, fauchte sie ihn an.

»Äh, nee … schuldigung.«

»Wenn ich merke, dass Sie mit unseren Patienten so umgehen wie mit unserer Einrichtung, dann wird das ein ganz kurzes Vergnügen für Sie hier.«

Sprachs, wirbelte herum, sodass die langen braunen Haare durch Peers Gesicht wischten, und war aus der Box. Peer pfiff leise durch die Zähne und grummelte: »Unsere Patienten, unsere Einrichtung. Soch ma, der gehört der Lodn wohl.«

»Freundin vom Chef«, flüsterte jemand aus der Nachbarbox.

»Vom Pauli? Echt?«

»Ja, wir haben voll die Arschkarte mit der gezogen. Die Hälfte lässt die durchrasseln.«

»Na denn wern wir mol ordentlich Spaß hier in der Kajüdde hom«, grinste Peer und sollte recht behalten. Peer ist übrigens heute Ordinarius für Prothetik an der Zahnklinik der Universität Berlin, 'ne echte Koryphäe. Aber das nur am Rande, Frau Lehnhard!

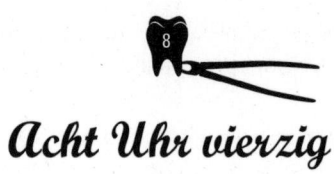

Acht Uhr vierzig

Nachdem ich Frau B. in eine waagrechte Position gefahren habe, drehe ich noch ein bisschen an der Nackenstütze des Stuhls, bis ihr Kopf schön überstreckt vor mir liegt. Das ist nicht sehr bequem, aber darauf kann ich schon lange keine Rücksicht mehr nehmen, schließlich ist es mein Rücken, der sich tagtäglich krümmen und verdrehen muss.

»Oh Gott, nicht so weit runter!«, kreischt Frau B. auch prompt. Ein Satz, der es locker in die Top fünf der häufigsten Patientensprüche schafft. Weitere Klassiker aus dieser Rangliste:

Oh Gott, ich habe so eine Angst vor Spritzen!

Aber ich putze mir doch dreimal am Tag die Zähne.

Kann man das nicht so lassen?

Und natürlich: *Oh mein Gott, warum ist das denn so teuer?*

Es fällt auf, dass die Patienten angesichts meiner Person – also des Teufels im weißen Kittel – häufig den göttlichen Beistand suchen.

Ich übergehe diesen Hilferuf geflissentlich und antworte stattdessen mit dem Nummer-eins-Satz aller Zahnärzte: »Bitte mal weit aufmachen.«

Wie in Zeitlupe, so als müsse sie gegen gewaltige Scharniere anarbeiten, öffnet Frau B. den Mund. Verkrampft dreht sie mir das Gesicht dabei zu, was mich schon wieder total nervt.

»Lassen Sie den Kopf bitte gerade«, sage ich möglichst freundlich und drücke gegen ihren Unterkiefer. Die Leute verstehen nicht, dass sie einfach nur tun sollen, was ich ihnen sage. Wenn jemand daliegt und zu wissen glaubt, in welcher Position ich, der ich hinter dem geöffneten Mund sitze, am besten dort hineinsehen kann, bringt mich das auf die Palme!

Mit meinem Spiegel fahre ich die Zähne im linken Oberkiefer von Frau B. entlang. Dabei beginnt sich ihr Mund schon wieder zu schließen.

»Mund offen lassen«, sage ich und merke, wie ich Gefahr laufe, die Contenance zu verlieren. Am hintersten Zahn entdecke ich die Ursache für das Wehwehchen. »Da ist eine kariöse Läsion am zwei-sieben«, erkläre ich, während ich die Mundhöhle weiter untersuche, oder besser, untersuchen will, denn anstatt die Klappe zu halten, ruft Frau B. trotz meiner Finger sowie einem Spiegel in ihrem Mund: »Waf? Waf if da?«

»Da ist ein Loch im Zahn«, sage ich, nachdem ich meine Finger aus ihrem Mund gezogen habe.

»Aber wieso denn, ich putz doch dreimal am Tag die Zähne!«

Als ich darauf nicht antworte, verdreht Frau B. den Kopf und sucht mit panischem Blick, Augenkontakt herzustellen. Ich aber schaue zur Decke.

»Wie groß ist denn das Loch?«, will sie wissen.

»Wir machen ein Röntgenbild, dann werden wir es sehen.«

»Röntgen!?«, sie spuckt das Wort förmlich aus. »Das ist doch krebserregend, oder?«

»Stimmt«, erwidere ich und signalisiere meiner Assistenz, mir das Röntgengerät heranzuschieben, »aber nur ein kleines biss-chen.«

»Ja aber«, Frau B. versucht, sich aufzurichten, was nicht einfach ist, wenn man mit dem Kopf nach unten liegt.

»Soll ich Sie behandeln? Ja oder nein?«, fahre ich sie etwas zu laut an, aber ich spüre, dass diese Frau dabei ist, diesen Tag zu einer Katastrophe werden zu lassen.

Sichtlich beeindruckt von meinem energischen Auftreten sinkt Frau B. zurück auf die Polsterung und öffnet den Mund. Ich plat-ziere den Röntgenfilm mit einiger Mühe an der Gaumenseite der hinteren Backenzähne. Frau B. würgt, Tränen laufen aus ihren Au-gen, aber sie hält still.

Sekunden später erscheint das Bild auf dem Monitor, der über der Patientin schwebt.

»Ach du Scheiße!«, entfährt es mir. »Größer als ich dachte.«

*

Das erste echte, sozusagen lebende Loch in einem Zahn habe ich etwa zur Halbzeit des Kurses Konservierende Zahnheilkunde Teil I, genannt »Kotz eins«, gesehen. Es gehörte einer sehr hübschen Studentin der Humanmedizin, die glaubte, im zahnmedizinischen Studentenkurs eine kostenlose und gute Behandlung zu erfahren.

Kostenlos war die Behandlung tatsächlich.

Diese Studentin, deren Namen ich vergessen habe, lag im Behandlungsstuhl, das dunkle, glatte Haar floss akkurat bis über ihre irritierend große Oberweite, und ich armer Irrer musste so tun, als hätte ich schon tausend solcher Löcher mit dem Bohrer bearbeitet. Ständig wanderte mein angstvoller Blick zwischen dem immer tiefer werdenden Krater in ihrem Zahn und ihren wachsamen braunen Augen hin und her. Schon mehrfach hatte ich die Assistenzärztin herbeiholen lassen, doch jedes Mal ließ diese nach eingehender Überprüfung der Baustelle verlauten: »Weiterbohren, da ist noch jede Menge Karies.«

Ich zitterte und stocherte weiter in dem Zahn herum, bis die Patientin schließlich dem Grauen ein Ende bereitete. Nie werde ich die Schmach vergessen, als sie ihr Lätzchen selbstständig abnahm und sagte: »Dafür, dass du nervös und aufgeregt bist, habe ich Verständnis. Aber dass mir dein Angstschweiß in den Mund tropft, finde ich eklig.«

Und dann ging sie.

Dabei hatte der Kurs eigentlich ganz lustig begonnen: Peer und ich hatten, wie all die anderen, die ersten Wochen des Semesters damit zugebracht, Familienangehörigen, Freunden, Freundinnen sowie mit Geld oder anderweitig bestochenen Fremden Zahnstein und Beläge von den Zähnen zu kratzen. Für das ordnungsgemäße Entfernen von Zahnstein gab es für uns Kursteilnehmer drei Punkte. 100 Punkte wurden benötigt, um diesen Kurs erfolgreich zu absolvieren. Das Entfernen von Zahnstein nimmt üblicherweise zwei bis drei Minuten in Anspruch. Im Studentenkurs wird daraus gerne mal ein ganzer Vormittag. Aus didaktischen und weiteren, uns unbekannten Gründen durften wir dem Zahnstein nicht, wie seit etwa fünfzig Jahren üblich, mit Ultraschall zu Leibe rücken, sondern wie zu Napoleons Zeiten mit Handinstrumenten. Diese sogenannten Scaler, in einem bestimmten Winkel scharf geschliffenen Minisäbel, können in der Hand des Ungeübten, also unseren Händen, erstaunlichen Schaden anrichten.

In den Behandlungsboxen lagen in jenen Wochen überwiegend aus der Ferne angereiste Mütter, Onkel und Geschwister auf den Behandlungsstühlen, wodurch die Stimmung im Saal zuweilen einer Mischung aus Wiedersehenskaffeekränzchen und Intensivstation glich. Denn merke: Das Behandeln von Verwandten und Bekannten ist immer eine heikle Angelegenheit, die es zu vermeiden gilt. Es kann dabei durchaus für beide Parteien zu psychischen Grenzerfahrungen kommen. Macht man nun als kompletter Anfänger seine ersten Gehversuche in Sachen Zahnbehandlung ausgerechnet an der eigenen Mutter, scheint die Katastrophe unausweichlich.

So saß also Peer am ersten Behandlungstag neben seiner Mutter Liselotte, die am Vortag extra aus ihrem beschaulichen friesischen Dorf bei Oldenburg mit dem Zug angereist war. Während Peer versuchte, eine ungezwungene Atmosphäre in der Hamsterkäfiggroßen Box zu erschaffen, reihte ich mich in die etwa sieben Meter lange Warteschlange vor dem Assistenzzimmer von Frau Dr. Lehnhard ein. Denn bevor ein Student auch nur die Hand an einen Patienten legen darf, und sei es auch die eigene Mutter, muss der Patient der Aufsicht führenden Saalassistenz vorgestellt werden. Und das kann dauern.

Nach etwa einer Stunde war es dann so weit. Ich war an der Reihe und durfte Frau Dr. Lehnhard zu unserer gemütlichen Box führen, ganz so, als geleite ich sie in ein romantisches Restaurant. Anstelle eines arroganten Kellners erwartete uns ein sehr nervöser Peer nebst seiner ungehaltenen Mutter, die in feinstem Friesisch über Rückenschmerzen klagte, weil sie schon so lange »auf diesär bretthorten Motrotzä« zu liegen hätte.

Peer erhob sich von seinem Hocker, nicht ohne dabei Teile des zuvor von ihm sorgsam hergerichteten Instrumentariums scheppernd vom Schwebetisch zu wischen.

»Äh, Muddi, das ist die Frau Dr. Lehnhard. Frau Dr. Lehnhard, das ist, äh … meine Muddär.«

Nun fehlte nur noch, dass Frau Dr. Lehnhard einen Knicks vor Peers Mutter machte. Dergleichen unterließ sie. Stattdessen schob sie Peer noch weiter Richtung Fußende des Behandlungsstuhls, wo er versuchte, seinen 2-Meter-Körper zwischen Kabeln und Schubfächern zu entmaterialisieren.

Frau Dr. Lehnhard zog sich den Mundschutz unters spitze Kinn, schüttelte ihre zum straffen Pferdeschwanz gebündelten Haare energisch zur Seite und streckte Peers Mutter mit einer militärischzackigen Bewegung die Hand entgegen.

»Willkommen in der konservierenden Abteilung der Universitätszahnklinik, Frau, äh …«

Sie blickte Hilfe suchend um sich. Peer, der damit beschäftigt war, seinen Fuß aus dem Anlasserkabel des Behandlungsstuhls zu entwirren, hatte vorübergehend nicht zugehört. Also sprang ich helfend bei: »Schröder. Das ist Frau Schröder.«

»Schön, Frau Schröder«, sagte Frau Dr. Lehnhard und warf einen mitleidigen Blick auf Peer, der den Fußanlasser in der Hand hielt und zu überliegen schien, in welche Richtung er das Kabel von dem Ding wickeln müsste, um wieder freizukommen.

»Also, Frau Schröder«, setzte Frau Dr. Lehnhard erneut an und wandte sich langsam wieder Peers Mutter zu, »ich werde Sie jetzt

untersuchen, um festzustellen, ob Sie für unseren Studentenkurs,«
sie blickte erneut kurz auf Peer, »geeignet sind.«

Sie trat an die Patientin heran und griff sich den vor ihr liegenden Untersuchungsspiegel. Gleichzeitig tastete ihr Fuß den Boden
nach dem Fußanlasser ab, um den Stuhl mitsamt Frau Schröder
in eine höhere Sitzposition zu befördern. Als ihr Fuß nichts fand,
schaute sie verärgert zu Boden, dann nach rechts und links, bis ihr
Blick an Peer hängen blieb, dem es soeben gelungen war, sich vom
Fußanlasserkabel zu befreien, worüber er, seinem Gesichtsausdruck
nach zu urteilen, sehr erleichtert war.

Als Peer bemerkte, dass es in der Box ganz still geworden war,
blickte er auf und sagte: »So viel Kram hier in sonär kloinen Bude,
da kann man schon mol …«

»Geben Sie mir den Anlasser«, unterbrach ihn Frau Dr. Lehnhard in schneidendem Ton.

»Natürlich. Biddä schön«, er grinste verlegen seine Mutter an,
»geht gleich los, Muddi.«

Doch als Peer versuchte, den Fußanlasser in tief gebückter Haltung zwischen den Beinen von Frau Dr. Lehnhard auf dem Boden
zu positionieren, drückte er zum zweiten Mal innerhalb weniger
Tage mit seinem Kutscherpferd-ähnlichen Hintern die Zwischen-
wand zur Nachbarbox ein. Diesmal saß dort allerdings ein Student
direkt hinter dem Plastikwändchen, und zwar mit einem Absauger
in der Hand, den er in den Mund des dort liegenden Patienten
hielt, während sein Kompagnon vermutlich Polierpaste von den
Zähnen des Patienten spülte. Die sich daraufhin entwickelnde
Slapstiknummer hat zwar durch das stetige Weitererzählen in den
folgenden Jahren etwas an Glaubwürdigkeit eingebüßt (Umsturz
der Behandlungseinheit, Wasserrohrbruch, Flutung der ganzen
Etage et cetera), soll aber an dieser Stelle der Wahrheit entsprechend
wiedergegeben werden: Der Studienkollege aus der Nachbarbox,
sein Name war Sven, wurde durch die eingedrückte Wand auf den
vor ihm liegenden Patienten gekippt. Während sein Kopf bequem

auf dessen Brust zu liegen kam, folgte der Saugstutzen in Svens Hand dem Weg des geringsten Widerstands, nämlich in den Hals des Patienten. Aus diesem ergossen sich daraufhin die Reste eines ausgiebigen Frühstücks auf Svens blonden Lockenkopf.

Der würgende, mittelalte Herr zog sich gurgelnd den Sauger aus dem Hals und begann anschließend sehr laut zu schreien, wobei noch ein paar größere Tropfen Erbrochenes durch den Raum flogen.

In was für einem Irrenhaus er denn hier gelandet sei, schrie er. Erst stundenlanges Warten, dann eine blöde Gans von einer Ärztin und schließlich zwei völlig unfähige Studentenamateure, die ihn beinahe umgebracht hätten.

Währenddessen hatte Peer das Durcheinander genutzt, um die Plastikwand mit ein paar geübten Handgriffen wieder einzuhängen. Frau Dr. Lehnhard stand derweil noch immer mit dem erhobenen Spiegelchen in der Hand neben Peers Mutter, als Peer sich zu uns umdrehte und sagte: »So, das Schott is nu erstmol wiedär dicht.«

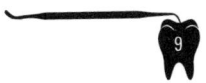

Acht Uhr fünfundvierzig

Ich betrachte die nahezu kreisrunde dunkle Stelle auf der soeben angefertigten Röntgenaufnahme. Auf meinem Hinterkopf spüre ich die Blicke von Frau B. »Was soll das heißen, größer als Sie dachten?«, höre ich ihre sorgenschwangere Stimme.

Ich antworte nicht. Ich überlege. Dann drehe ich mich um und lächle: »Kein Problem. Das haben wir in ein paar Minuten erledigt.«

Ich gebe meiner Stimme einen tiefen und beruhigenden Klang. Die Worte des Kursheinis aus dem Patientenführungsseminar kommen mir wieder in den Sinn: Besonders die ängstlichen Patienten wollen durch ein kompetentes Auftreten davon überzeugt werden, dass sie in guten, also in Ihren Händen sind.

Dabei hatte er seine offensichtlich besonders guten Hände, wie zum Empfang des göttlichen Segens, mit den Innenflächen nach oben gehalten und das Licht eines einzelnen Beleuchtungsspots darin aufgefangen. Eindrucksvoll.

Der Mann hatte allerdings, so fällt mir etwas verspätet ein, ebenfalls erwähnt, dass die Redewendung »kein Problem« für uns tabu sei, denn durch diese Wortwahl würde suggeriert, die Sorgen und Nöte der Patienten existierten gar nicht.

Tja. Pech. Besser ich rede schnell weiter: »Sehen Sie hier, dieser dunkle Bereich in Ihrem Zahn ist Karies, also durch Bakterien zerstörte Zahnhartsubstanz. Und das hier«, ich deute mit dem Cursor auf die Mitte des Zahns, »dies ist der Nerv. Bakterien und Nerv sind sich sozusagen nahe gekommen.«

Ich lasse den Cursor ein paar Mal effektvoll zwischen den dunklen Flächen auf dem Bildschirm hin und her schwirren und freue mich über meine gelungene Formulierung.

»Aber«, und hier mache ich eine kleine Pause, in der ich zufrieden beobachte, wie Frau B. förmlich an meinen Lippen hängt, »das ist *überhaupt* kein Pro… Grund zur Sorge.«

»Ich habe Schmerzen! Das ist doch wohl ein Grund zur Sorge«, fällt sie mir unvermittelt ins Wort.

Bedächtig schüttele ich den Kopf und lächle weiter. »Diese Reaktion Ihres Nervs auf das Eindringen der Bakterien äußert sich für Sie als spürbarer Schmerz.«

»Allerdings!«, ruft sie schon wieder dazwischen.

»Aber«, sage ich erneut, nun etwas lauter, und lächle dafür etwas weniger, »ich werde Sie in Kürze davon befreien.«

Wie ein Magier bei der Ankündigung seines besten Zaubertricks blicke ich Frau B. nun direkt in die Augen. Die Aura des Arztes, hatte der Kursheini gesagt, ist eine mächtige Waffe. Nutzen Sie sie!

»Na hoffentlich«, höre ich Frau B., »dafür bin ich schließlich hergekommen.«

Na warte, denke ich, während ich die Patientin wieder in eine möglichst unbequeme waagerechte Position fahre. Ich bemühe mich hier um ein fachlich und menschlich hochwertiges Aufklärungsgespräch, und du bist nur am Rummeckern.

Mit einer schnellen Handbewegung hole ich eine Spritze aus der Schublade, drehe die Verschlusskappe von der Nadel und halte sie der Patientin vor das Gesicht. »Ich gebe Ihnen jetzt eine Spritze.«

Schluss mit den bescheuerten Regeln vom Kursheini: Lassen Sie Angstpatienten nie die Spritze sehen, erwähnen Sie noch nicht mal das Wort »Spritze«, es erzeugt Panik. Du mich auch!

Frau B.s Augen weiten sich und versuchen, die Injektionsnadel zu fokussieren, was nicht gelingt, denn ich lasse die Spritze nur wenige Zentimeter über ihrer Nasenspitze schweben.

Wie auf das Pendel eines Hypnotiseurs starrt sie auf das geschliffene Metall, an dessen Ende ein Tropfen Anästhetikum im Schein der OP-Leuchte glitzert.

Ich überlege: Wenn ich jetzt noch mit monotoner Stimme rückwärts zu zählen beginne und die Nadel immer hübsch kleine Kreise vollführen lasse, hab ich die Frau in zwei Minuten in Trance. Dann müsste ich mir ihr Gerede nicht mehr anhören und könnte nach getaner Arbeit einfach das Behandlungszimmer verlassen. So hatte ich mir das damals vorgestellt, als ich mich zum Workshop »Blitzhypnose für Zahnärzte« anmeldete. Sechs Wochenenden in Dortmund, an denen wir uns von Frau Dr. Uhlenkampp in die Kunst der Hypnose einführen ließen.

Gleich am ersten Tag, als ein Freiwilliger für die Demonstration vor allen Kursteilnehmern gesucht wurde, hatte ich mich gemeldet und erstaunt miterlebt, wie mich Frau Dr. Uhlenkampp innerhalb weniger Minuten einschlafen ließ. Dafür musste ich lediglich auf ihre Fingerspitze starren und ihrem sinnfreien Monolog lauschen, in dem sie mir mit warmer Stimme suggerierte, ich würde immer schwerer und immer leichter und immer müder und immer tiefer und so weiter.

Später, als sich der Kurs die Videoaufzeichnung meiner Hypnotisierung ansah, konnte auch ich beobachten, wie ich eine dreiviertel Stunde mit erhobenem Arm dalag, mir eine dicke Kanüle unter die Haut stechen ließ und alle Fragen mit zustimmendem Nicken beantwortete. Großartig, hatte ich damals gedacht, so mache ich das jetzt auch mit den Patienten.

Doch es kam anders. Nach sechs Kurswochenenden mussten wir zur Erlangung des Hypnosezertifikats mindestens drei erfolgreiche Patientenhypnosen in der eigenen Praxis mit Videoaufzeichnung dokumentieren.

Ich installierte also die Kamera nebst Mikrofon an meinem Behandlungsstuhl und fragte jeden Patienten, ob er oder sie bereit sei, sich für mein Projekt zur Verfügung zu stellen. Niemand sagte Ja. Und als dann doch endlich eine junge Frau einwilligte, kam es zum Hypnosedesaster: Ich redete und schwenkte meine kleine Taschenlampe etwa eine halbe Stunde über der Patientin, bis diese irgendwann so laut lachen musste, dass ich mit hochrotem Kopf aus dem Zimmer flüchtete. Noch im Flur hörte ich sie, unterbrochen von hysterischen Lachanfällen, rufen: »Entschuldigung, aber so einen Stuss habe ich wirklich noch nie gehört!«

Das war das Ende meiner Karriere als Hypnotiseur.

Frau B. hält den Mund noch immer geschlossen.

»Wir können es auch ohne Anästhesie versuchen«, sage ich.

»Um Gottes willen, nein«, antwortet sie und öffnet endlich den Mund.

Ich setze die Injektionsnadel derart auf die weiche Schleimhaut zwischen Wange und Zahn, dass die schräg angeschliffene Fläche der Nadelspitze nach oben zeigt. Führt man die Nadel auf diese Weise durch das Gewebe und vermeidet außerdem den Kontakt zwischen Nadelspitze und der sehr empfindlichen Knochenhaut, so ist von dem Einstich für den Patienten nur sehr wenig zu spüren. Dreht man die Spritze hingegen um 180 Grad weiter, wird das Gewebe vom Metall mehr zerrissen denn durchschnitten, und das schmerzt.

Ich ringe mit mir. Verdient hätte sie es, die olle Schachtel. Ich erhöhe den Druck auf die Spritze und führe die Nadel behutsam unter das Gewebe. Frau B. zuckt nur leicht mit den Augenbrauen.

Ich bin einfach zu gut für diese Welt, denke ich. Aber wieso merkt das eigentlich niemand außer mir? Wieso ist selbst meine Frau inzwischen der Meinung, ich sei ein Idiot, von unserer Tochter ganz zu schweigen? Während ich den Spritzenkolben sachte nach unten drücke, steigt in mir das wohlbekannte Beklemmungsgefühl auf, das seit Monaten eine Symbiose mit den Gedanken an meine Familie eingegangen ist. Babs, also meine Frau, sofort kriecht diese Wut über meinen Nacken, und ich drücke versehentlich die Spritzennadel auf den Wangenknochen von Frau B. Ein kratzendes Geräusch entsteht, und sie reißt die Augen auf. Tränen quellen aus ihren Augenwinkeln, aber sie hält still und den Mund weiter geöffnet.

Babs! Kennengelernt haben wir uns auf Sylt. Ich besuchte den Schleswig-Holsteinischen Zahnärztekongress und sie war Praktikantin im Hotel »Große Düne zweiundzwanzig«, in dem ich abgestiegen war. Babs fiel mir sofort auf, weil sie immer so akkurat mit ihrem Klemmbrett hinter der Hotelmanagerin herlief und jedes Wort ihrer Chefin mitzuschreiben schien. Als ich mich an der Rezeption nach dem Weg zum Congress Zentrum erkundigen wollte, stand da dieses strohblonde Mädchen mit dem Namensschild »Babette Jacobsen – Praktikantin« und hielt sich an ihrem Klemmbrett fest. Von mir angesprochen, hob sie den Kopf und sah mich mit ihren hellblauen Nordseeaugen und den Sommersprossen über der Nase an. Von ihrer Wegbeschreibung ist damals kein Wort zu mir durchgedrungen, denn ich war vollauf damit beschäftigt, sie mit offenem Mund anzustarren. Mir war klar, dass ich diese Frau vom Fleck weg heiraten musste. Sie sah aus wie diese schwedische Schauspielerin, die Blonde aus den Siebzigern. Babs war damals neunzehn und ich dreißig. Mensch, ist das lange her.

Sie war dann sofort schwanger. Nicht meinetwegen. Also, natürlich schon meinetwegen, ich wollte sagen, meinetwegen hätten wir nicht gleich ein Kind bekommen müssen. Aber Babs – die wollte einen ganzen Stall voll. Also lass uns loslegen, hatte sie gesagt. Da war schwer Nein zu sagen. Babs war schon ein heißer Feger!

Dann kam unsere Tochter Mareike zur Welt, und na ja, ab da wurde alles doch ziemlich anstrengend. Klar habe ich mich auch gefreut. Aber ich hab gesagt: Ein Kind reicht mir erst mal. Und das sage ich bis heute.

Muss ich mich deswegen jetzt »Dr. Egotrip« nennen lassen, oder wahlweise »Dentistenhirni«?

Aber seit ein paar Monaten nennt sie mich eigentlich gar nicht mehr, wir reden kaum noch. Und ich habe wirklich den starken Verdacht, dass sie mich betrügt. Beim Gedanken daran wird mir schlecht und ich muss tatsächlich schlucken, um ein paar aufsteigende Tränen der Wut zu unterdrücken.

Die Tränen von Frau B. sind indessen unter dem Kragen ihrer beigefarbenen Bluse verschwunden.

Tief atme ich unter meinem Mundschutz ein und aus. Offensichtlich zu laut, denn Melissa sieht mich fragend an. Was weißt du schon vom Leben, Kindchen, denke ich und greife zum Bohrer.

Mit einhundertfünfzigtausend Umdrehungen arbeitet sich die mit Diamantsplittern belegte Kugel heulend durch den Zahnschmelz. Nach wenigen Augenblicken ist die dünne, noch intakte Deckschicht pulverisiert, und der Bohrer plumpst in das darunter gähnende Loch. Ich reduziere die Umdrehungszahl und taste mich in den Zahn vor. Jetzt bloß nicht in den Nerv rauschen, ermahne ich mich, auf eine Wurzelkanalbehandlung kann ich heute verzichten. Ein Kontrollblick in den kleinen Spiegel verrät mir jedoch: Karies bis zum Horizont.

Ich wechsle den Bohrer und fräse die breiige dunkelgelbe Masse weg, aber der Bohrer sinkt trotzdem immer weiter ins Bodenlose. Ich spüle, trockne, bohre und schaue erneut in den Spiegel:

Peng! voll erwischt. Durch die Lupenbrille mehrfach vergrößert, winkt mir der blutende Nerv zu.

Ich könnte erbrechen!

Was für einen beknackten Job mache ich hier eigentlich? Jeder andere kann in einer vergleichbaren Situation laut fluchen, auf den Schreibtisch schlagen, gegen die Wand rennen, einen Beruhigungstee trinken oder irgendetwas in dieser Art unternehmen, um dann mit gesenktem Adrenalinspiegel der neuen Herausforderung entgegenzutreten. Ich aber kann nichts dergleichen tun, denn inzwischen starrt mich Frau B., der mein Zögern selbstverständlich nicht verborgen geblieben ist, wieder durchdringend an.

Warum bin ich nicht Pathologe geworden? Dann bräuchte ich jetzt keine Fragen zu beantworten.

»Waf ifffen lof?«, will Frau B. prompt wissen.

Langsam ziehe ich den Spiegel zwischen ihren Zähnen hervor.

»Tja also, äh … wir haben da ein Problem«, antworte ich und fühle mich beinahe wie damals, als ich bei meinem Examenspatienten unverhoffte Bekanntschaft mit dessen Zahnnerv gemacht habe.

Mit exakt diesen Worten habe ich seinerzeit dem Kursleiter, Oberarzt Dr. Klaus Wischewski, genannt Monsterklaus, eröffnet, dass ich soeben bei meinem Patienten Herrn Meierlein, im roten Bereich, also im Nerv, gelandet sei.

»Sie sind was?«, fuhr der mich im schmalen Gang zwischen den Behandlungsboxen, in denen überall nervöse Examenskandidaten über ihren ebenso nervösen Examenspatienten hingen, an.

»Ich glaubs nicht. Sind Sie farbenblind?«

Diese Frage bezog sich auf das Lieblingsspielzeug von Dr. Wischewski, den Kariesdetektor.

Jene rosarote Flüssigkeit war damals der letzte Schrei aus den USA. Gab man einen Tropfen davon in das vermeintlich sauber ausgebohrte Loch im Zahn und spülte dieses nach einigen Sekunden mit Wasser aus, dann zeigte der Detektor noch vorhandene bakteriell infizierte Zahnsubstanz durch Rotfärbung an.

Da zusätzlich jeder zu behandelnde Zahn im Kurs von Oberarzt Dr. Wischewski mit dem sogenannten Kofferdam zu versehen war, einem Latexspanntuch, mit dessen Hilfe Zähne vom Rest der Mundhöhle separiert werden konnten, ergab sich typischerweise folgendes farbenfrohe Bild: Das halbe Gesicht des Patienten vom grünen Kofferdam bedeckt, übrigens aus den englischen Wörtern »to coffer« (einschließen) und »dam« (dämmen) zusammengedeutscht. Durch das ins Tuch gestanzte Loch ragt ein Zahn, in dessen Inneren ein vom Studenten gebohrter Krater klafft. Im Inneren des Kraters: rote Flecken vom Kariesdetektor. Oder aber, rote Flecken wegen des eröffneten, blutenden Nervs. Wahlweise beides.

Über dem Ganzen schwebt das prüfende eisblaue Auge von Dr. Wischewski. Dahinter der bleiche Student, der den Oberarzt zum Beispiel mit der Meldung »Karies vollständig entfernt« zuvor in die Behandlungsbox gelotst hat.

Der Oberarzt überprüft diese gewagte These mithilfe des Detektors, woraufhin sich im Zahnkrater alles rot färbt. Der Oberarzt blickt den Studenten empört an und ruft: »Sind Sie farbenblind?«

Der Student versteht den Witz nicht, woraufhin der Oberarzt noch lauter durch den Saal ruft: »Sind Sie vielleicht rot-grün-blind, oder was?«

»Äh, nein.«

»Na wieso können Sie dann den Detektor nicht vom Kofferdam unterscheiden?«

»Hä?«

»Ja was hä? Da ist noch alles rot. Weiterbohren!«

Der Oberarzt stampft aus der Box und lässt einen verwirrten Studenten zurück, der nach längerem Grübeln zu der Erkenntnis kommen muss: Es ergibt keinen Sinn, außer vielleicht den, dass der Oberarzt zu viel von den bestimmt hochtoxischen Dämpfen des Kariesdetektors eingeatmet hat.

Bei meinem Examenspatienten, Herrn Meierlein, sollte ich den Zahn zu diesem Zeitpunkt eigentlich nur für die Examensteilkrone vorbereiten. Das bedeutete, die alte Füllung sowie vorhandene kariöse Zahnsubstanz aus dem Zahn zu entfernen, selbstverständlich unter Zuhilfenahme des Kariesdetektors, und eine sogenannte Aufbaufüllung zu legen. Dann hätte ich ein paar Tage später die für das Examen sehr bedeutsame Goldteilkrone erstellt.

Nun hatte mich der Kariesdetektor aber bis in den Nerv des Zahns gelotst, was er übrigens ständig tat, weswegen dieses Produkt später aus der Uniklinik verschwand und durch ein japanisches ersetzt wurde. Die Zahl der Wurzelbehandlungen im Studentenkurs konnte durch diese Maßnahme signifikant gesenkt werden, was Herrn Meierlein allerdings nichts mehr nützte. Der Nerv seines unteren rechten Backenzahnes hatte das Tageslicht erblickt und musste somit raus.

»Mensch, Mensch, Mensch, was machen wir denn jetzt?«, schnaubte Dr. Wischewski, über den aufgesperrten Mund des armen Herrn Meierlein gebeugt. »Ich glaube, ich kann Sie nicht zum Examen zulassen. Wie wollen Sie denn da am Montag eine Teilkrone präparieren? Mensch, Mensch, Mensch.«

Er schnippte seinen Mundschutz in die Ecke und warf seine Einmalhandschuhe in Richtung Mülleimer. »Ich muss das mit dem Chef klären. Sieht aber nicht gut aus für Sie.«

Sprachs, und war aus der Box.

Herr Meierlein und ich sahen uns an. Da Herrn Meierleins Mund mit dem Kofferdam verstopft war, konnte er nur brummen und mit den Augenbrauen wackeln. Ich glaube, er hatte Mitleid mit mir.

Mitleid durfte er auch haben, denn die Lage war ernst. Gerade einen Tag zuvor war eine Kommilitonin meines Semesters aus dem Kader der ExamensanwärterInnen gestrichen worden. Allerdings hatte die auch einen echten Klops geliefert. Dieses zierliche Mädchen namens Sabrina, gesegnet mit einer Menge südeuropäischem Temperament, hatte ihre Boxenkollegin losgeschickt, um Dr. Wischewski zur Abnahme des ersten Behandlungsschrittes in die Box zu holen. Die Kollegin stand bereits in der Warteschlange zum Assistenzarztzimmer, als ihr einfiel, dass Sabrina die obligate Vitalitätsprobe an dem Zahn vergessen hatte. Ein böser Schnitzer!

Eine solche Probe wird durchgeführt, indem Kältespray aus einer unter Druck befindlichen Dose mittels dünner Kanüle auf ein Schaumstoffkügelchen appliziert wird. Dieses hält man dann kurz an den zu untersuchenden Zahn. Die Vitalitätsprobe gilt als positiv, wenn der Patient daraufhin vor Schmerzen an die Decke geht.

Die Kollegin eilte also zurück zur Behandlungsbox und raunte Sabrina zu, noch schnell zu testen, bevor der Wischewski käme. In Hektik geratend, muss Sabrina daraufhin wohl kurzeitig den Überblick verloren haben. Sie nahm die Dose mit dem −50 Grad kalten Spray und dampfte es dem verdatterten Patienten direkt in den mehr oder weniger geöffneten Mund. Unglücklicherweise stand zu diesem Zeitpunkt Dr. Klaus Wischewski bereits im Eingang der Box.

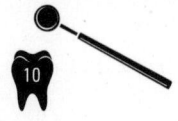

Neun Uhr fünfzehn

Frau B. versucht, ihren Oberkörper aus der waagerechten Position aufzurichten, was ihr jedoch nicht gelingen will. Sie dreht sich zur Seite, stützt sich auf den Ellenbogen und liegt da wie einst die alten Römer bei ihren Fressgelagen. Obwohl ich unauffällig versuche, mit meinem Hocker aus ihrem Blickwinkel zu rollen, folgen mir ihre Augen, bis mein Fluchtweg durch den Schubladentisch in meinem Rücken versperrt wird.

»Was heißt, wir haben ein Problem?«, fragt sie mit angestrengter Stimme.

Jetzt müsste man antworten können: »Für die weitere Behandlung verweise ich Sie an meinen jungen, talentierten Assistenten, schönen Tag noch.«

Leider existiert kein Assistent, weder jung noch talentiert. Seit mein Vater vor zehn Jahren diese Räumlichkeiten mit einem Lied auf den Lippen verlassen hat, um fortan gemeinsam mit meiner Mutter die Golfplätze dieser Welt umzupflügen, gebe ich hier den Alleinunterhalter.

Warum habe ich eigentlich nie einen Assistenten eingestellt? So einen motivierten Frischling von der Uni, der mir den ganzen nervigen Mist abnimmt und noch freudig Danke dazu sagt. Oder eine reizende Assistenzärztin, Mitte zwanzig, die mich für meine abgeklärte Arbeitsroutine bewundern würde?

Weil ich Angst vor den oberschlauen Fragen dieser Frischlinge habe. Wieso ich dies und jenes so und nicht anders tue. An der Uni hätten sie das aber viel genauer gemacht, und überhaupt, das sei ja hier Zahnmedizin von vorgestern. Dann stünde ich da wie der Trottel, der den medizinischen Fortschritt verschlafen hat, und müsste fortan auf sündhaft teure und quälend langweilige Fortbildungen gehen. Nein danke.

»Herr Doktor, huhu!« Frau B. macht eine winkende Bewegung mit ihrem freien Arm.

Ich räuspere mich und werfe einen verstohlenen Blick auf den Bildschirm über mir. Das Wartezimmerzeichen blinkt. Der nächste Patient wartet bereits seit über dreißig Minuten. Ich schließe die Augen. Jetzt nicht in die Stressfalle tappen. Ruhig bleiben und atmen.

Damals bei Herrn Meierlein bin ich um die Wurzelbehandlung herumgekommen. Professor Knoll muss seine schützende Hand über mich gehalten haben, vielleicht ahnte er zu diesem Zeitpunkt bereits, dass mit dem Kariesdetektor in seiner Abteilung irgendwas nicht stimmte, jedenfalls verschwand Herr Meierlein in einen anderen Kurs, und ich bekam eine neue Patientin, Frau Dengelbach, die den perfekten Zahn für eine Staatsexamensteilkrone besaß.

Aber jetzt kann mich nur noch ein Wunder vor Frau B. und ihrem Zahnwrack retten.

»Herr Doktor! Hören Sie mich?«

Ich zögere, öffne langsam die Augen, möchte dem Wunder gerne noch eine Chance geben. Aber außer dem immer hektischeren Gewinke von Frau B. rührt sich im Zimmer nichts.

»Wurzelkanalbehandlung«, sage ich zu Melissa und verlasse das Behandlungszimmer, die Rufe von Frau B. ignorierend.

An der Rezeption steht eine Patientin vor unserem Tresen und wühlt verzweifelt in ihrer riesigen Handtasche. Ich beuge mich zu Brigitte, meiner langjährigen Mitarbeiterin, hinunter und erkläre ihr in gedämpftem Ton, dass ich das zweite Behandlungszimmer benötige, und zwar sofort.

»Mit welcher Helferin?«, fragt mich Brigitte kühl. »Irina ist krank.«

»Dann mach ich das mit Melissa auf zwei Zimmern. Setzen Sie bitte den Nächsten schon mal rein.«

Brigitte verdreht die Augen, erhebt sich mühsam aus ihrem bequemen Bürosessel und marschiert Richtung Wartezimmer.

Ich öffne die Tür zum zweiten Behandlungsraum, wo mich Dunkelheit empfängt. Als ich die Jalousien öffne und ein wenig fahles Herbstlicht durch die Fensterscheiben fällt, wird Herrn K. bereits von Brigitte eines unserer blassvioletten Lätzchen umgehängt.

»So, heute machen wir ja bei Ihnen eine Krone«, stelle ich fest und versenke die Spritze im Zahnfleisch des Patienten, ohne dessen Antwort abzuwarten. Jetzt ist Tempo angesagt.

Während ich über unseren dunklen verwinkelten Flur husche, in dem immer noch die kaffeebraune Auslegeware aus den frühen Achtzigern liegt, muss ich daran denken, wie angenehm es doch ist, den Vorgang der Kronenherstellung einer anderen Berufsgruppe überlassen zu können. Ein weiteres Relikt aus den mittelalterlichen Zeiten der Bader und Zahnbrecher ist nämlich, dass das Studium der Zahnmedizin ganz nebenbei auch noch die Ausbildung zum Zahntechniker beinhaltet, allerdings im Eilverfahren. Das ist in etwa so sinnvoll wie das Erlernen der Produktionsvorgänge von künstlichen Herzklappen für den Kardiologen oder ein mehrjähriger Kurs in Skalpellherstellung für den Chirurgen.

Aber wenn die Ausbildung zum Zahnarzt mit Wachskegelchen beginnt, ist es nur konsequent, sie mit der eigenhändigen Herstellung einer Goldteilkrone enden zu lassen.

Und das ging so: Frau Dengelbach, meine eingesprungene Examenspatientin, durfte, nachdem ich ihren rechten oberen Backenzahn hübsch in Form geschliffen hatte, ein halbes Dutzend Abdrücke ihres Oberkiefers über sich ergehen lassen, was sie klaglos tat.

Dann begann das Martyrium der Kronenherstellung. Im zahntechnischen Labor der Uniklinik, einer Ansammlung von garagenähnlichen Räumen, ausgestattet mit solch liebenswerten Geräten wie Gipsrüttler, Modelltrimmer, Einbett- und Schmelzöfen, wurde für die Examenstage eine Aufsichtsperson postiert, die darüber zu wachen hatte, dass wir jeden Arbeitsschritt selbstständig durchführten.

Die Blicke dieser Kontrollperson im Nacken, es handelte sich ausgerechnet auch noch um den Enkel des berühmten Professor Rundholz, einer Legende unter den Prothetikern im Nachkriegsdeutschland, goss ich den Abdruck von Frau Dengelbachs Kiefer mit englischem Superhartgips aus und modellierte darauf aus Wachs mein Krönchen. Anschließend musste ich dieses Gebilde mit der Stabilität eines Schmetterlingsflügels in eine cremige Masse einbetten und aushärten lassen. Dann wanderte das Ganze in diverse Öfen mit ansteigender Temperatur, in denen das Wachskrönchen ausgebrannt und dünne Degussa-Goldplättchen zum Schmelzen gebracht wurden. Das flüssige Gold musste als Spannungshöhepunkt bei exakt 849 Grad Celsius – oder waren 1.849 Grad? – in den entstandenen Hohlraum geschossen werden.

Das abschließende Ausarbeiten des hässlichen Entleins zu einem glänzenden Goldschwan war dann nur noch Formsache.

Hätte ich wirklich versucht, dies alles selber durchzuführen, wäre das Ergebnis wie beim Silvesterbleigießen ausgefallen. Also musste ich die Arbeit in die Hände professioneller Zahntechniker geben, das war ich meiner Patientin schuldig.

Da wir beim Verlassen der Laborräume tatsächlich gefilzt wurden, blieb denjenigen unter uns, die nicht in einem früheren Leben Zahntechniker gewesen waren, wenig anderes übrig, als die fragilen Modelle gut einzupacken, aus dem Fenster zu werfen und sie auf diesem Schmugglerweg einem Fremdlabor zuzuführen, wo Profis gegen Bargeld bereit waren, zu arbeiten und zu schweigen.

Das Gerücht, dass eines der fliegenden Gipsgebisse auf dem Kopf des leitenden Oberarztes landete, hielt sich übrigens hartnäckig, konnte aber nie bestätigt werden.

Meinem Goldkrönchen schließlich wurde bei der Abnahme durch Herrn Professor Knoll eine durchaus wohlwollende Beurteilung zuteil.

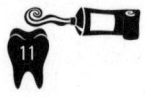

Neun Uhr fünfundvierzig

Leise öffne ich die Tür zum ersten Behandlungszimmer. Sofort unterbricht Frau B. ihre Unterhaltung mit Melissa und wendet mir den Kopf zu. Bevor sie etwas zu mir sagen kann, habe ich die Stuhllehne mit dem Bedienelement für die elektronisch verstellbare Sitzfläche erreicht und lasse Frau B. zurück in die Waagerechte schweben, die sie offensichtlich mit Melissas Hilfe während meiner Abwesenheit verlassen hat.

»Sie müssen mir jetzt sagen was …«, setzt sie an, aber ich schneide ihr das Wort ab: »Ich erkläre, Sie hören zu«, beginne ich und merke, dass ich den samtweich gepolsterten Pfad der erfolgreichen Patientenführung nun endgültig verlasse. Sei es drum, ich muss jetzt hier mal vorankommen. »Ihr Zahn ist, gelinde gesagt, ziemlich hinüber. Aber ich kann ihn retten. Der Nerv muss raus. Und das machen wir jetzt. Fragen Ihrerseits?«

Frau B. hat es angesichts meines forschen Tons offensichtlich die Sprache verschlagen, was mir sehr entgegenkommt. Damit das auch so bleibt, gebe ich Melissa ein Zeichen, den Kofferdam vorzubereiten, jenes wunderbare Hilfsmittel, um Patienten zum Schweigen zu bringen. Gemeinsam ziehen wir das Latextuch über den aus der Tiefe blutenden Zahn und fixieren es mithilfe einer elastischen Stahlklammer, die um den Zahnhals gelegt wird. Müssten Zähne atmen, würde dieser jetzt ersticken.

Der U-förmige Metallrahmen, in den die vier Ecken des Tuchs eingehängt werden, spannt den Kofferdam wie ein Sonnensegel über Mund und Nase von Frau B. Üblicherweise schneidet man abschließend noch mit der Schere einen Ausschnitt aus dem Latextuch für die Nase des Patienten frei, damit diesem eine ungehinderte Atmung möglich ist. Im Falle von Frau B. sehe ich davon ab.

Alles, was die Patientin jetzt noch von sich geben kann, sind Laute wie aus der Welt der Meeressäuger, auf die ich nicht zu reagieren brauche. Wunderbar.

»Es kann gleich etwas spritzen«, äußere ich möglichst beiläufig, »daher lege ich Ihnen noch ein Handtuch über die Stirn.«

Schwupps, gesagt – getan. Schon habe ich auch das Problem der mich permanent anstarrenden Augen gelöst. Zufrieden betrachte ich die still und blind daliegende Patientin. Dann spanne ich den dicksten Bohrer ein, den ich finden kann, und fahre hochtourig in den Nerv. Als ein rosaroter Schmierfilm aus Blut, Kühlwasser und Gewebsfetzen die Gläser meiner Schutzbrille zu bedecken beginnt, muss ich unwillkürlich an das Gepansche während meiner Doktorarbeit denken.

Zusammen mit einem Kommilitonen sollte ich das Langzeitverhalten von künstlichem Zahnfleisch, sogenanntem Epithesenkunststoff, untersuchen. Produziert wurde die rosa Kunsthaut von einer Schweizer Firma. Die Untersuchungsreihe sollte im dortigen hauseigenen Labor durchgeführt werden, was zwar nicht unbedingt nach lupenreiner wissenschaftlicher Objektivität aussah, doch das sollte nicht unser Problem sein.

Peter, ein geborener Schwarzwälder, überzeugte mich eines Tages beim fünften Bier in seinem breiten Badisch, an dieser »luschdigen« Doktorarbeit mitzuwirken. Lustig war es dann tatsächlich von Anfang an.

Der Abend, bevor wir mit Professor Hackmaier, unserem Doktorvater, sowie Oberarzt Dr. Haller in die Schweiz fuhren, war lang und fröhlich gewesen. Lag es am Bier, oder war es dem Nebel geschuldet, am kommenden Morgen flog ich jedenfalls bei dem Versuch, den Abfahrtstreffpunkt noch pünktlich zu erreichen, mit meinem Fahrrad aus der Kurve. Als ich auf dem Klinikparkplatz eintraf, wies der Ärmel meines Sakkos einen veritablen Riss auf, und mein nacktes Knie schaute durch die Hose. Derweil wirkten die Herren Doktoren im dunklen Einreiher und insbesondere Peter im blaugrauen Stresemann wie aus dem Ei gepellt.

»Da setzen wir Sie am Tisch mal besser ganz nach außen«, bemerkte der Professor trocken, »die Schweizer haben es nämlich gerne ordentlich.«

Wenige Stunden später rutschte dem Professor in der Mövenpick-Raststätte bei Basel eine ordentliche Schweizer Käsewähe auf den Schoß und hinterließ dort einen derart fettigen Abdruck, dass ich daneben plötzlich wieder ganz manierlich aussah.

Die Verhandlungen mit der Firmenleitung (ihr betreut zwei Doktoranden von uns, dafür führen wir ein paar eurer Artikel in unserer Abteilung ein) verliefen zur beiderseitigen Zufriedenheit, sodass Hackmaier und Haller bald wieder abfuhren und Peter und ich uns für die folgenden zwei Wochen in einem Hotel nahe dem Firmengelände einquartieren konnten.

Unsere Aufgabe war es zu untersuchen, wie sich dieses Fleisch imitierende Gummi unter Bedingungen der künstlichen Alterung verhielt. Dafür fertigten wir Dutzende von genormten Gummiproben an, die wir im Kausimulator, einem Kasten von der Größe eines Umzugskartons und dem Wert eines gut gepflegten Schweizer Schwarzgeldkontos, durchwalken ließen. Der Untersuchungszeitraum sollte drei Monate betragen, was einem simulierten Alter von etwa fünf Jahren entsprach.

Also reisten Peter und ich zweieinhalb Monate später wieder in die Schweiz, um unsere Proben zu begutachten. Der gestrenge Laborleiter, die einzige Person, die befugt war, dieses kostbare, europaweit einzigartige Gerät zu berühren, öffnete das Beobachtungskläppchen am Kausimulator, blickte mit der gebotenen Schweizer Seriosität hinein, schrie laut auf, zog den Kopf von der Öffnung weg, fluchte auf Schwitzerdütsch (»was ischt dos füürr äin Schißdrräckch, noch ämool!«) und wandte sich uns zu. Goldrandbrille, Gesicht und der akkurat gescheitelte Haaransatz waren mit

Kunstfleischbröckchen besprenkelt. Eine glibbrige rosa Soße lief ihm in den gestärkten Hemdkragen. Zum ersten Mal war der Kerl uns ein kleines bisschen sympathisch.

So wie die Kiefer des Simulators gemeinsam mit dem zugesetzten Kunstspeichel unsere Gummiproben zu einem schleimigen Körnerbrei zerhackt hatten, so zerschreddere ich nun das Zahninnere von Frau B.

Es gilt jetzt, zügig den Zugang zu den drei Hauptkanälen dieses Zahns zu finden und zu hoffen, dass die Wurzeln einigermaßen gerade und durchgängig sind.

Dem Blinken auf dem Bildschirm kann ich entnehmen, dass der nächste Patient bereits im Wartezimmer sitzt, nicht zu vergessen der Herr in Zimmer eins, bei dem die Anästhesie schon wieder abklingen dürfte.

Eigentlich sollte ich jetzt zum Auffinden der Kanaleingänge auf einen deutlich langsameren Bohrer umsteigen, aber das ist nicht der Augenblick für Angsthasenmedizin. Wer bremst, verliert Patienten. Und weil gute Sicht etwas für Anfänger ist, verzichte ich auf die zeitraubenden optischen Kontrollen mit Trockenpusten, Spiegelausrichten et cetera. Als erfahrener Hase habe ich den Lageplan der Kanäle sowieso im Kopf.

Irgendwann muss ich dann aber doch mal nachsehen, wie es im Inneren meiner Baustelle aussieht.

Es blutet ziemlich stark, so viel kann ich sagen. Verdammt! Melissa soll mal vernünftig absaugen und sich nicht nur an dem Schnorchel festhalten. Ich zerre dem Mädel den Sauger aus der Hand, wodurch ich das arme Ding offenbar aus einer besonders erholsamen REM-Schlafphase reiße. Sie schaut mich entgeistert an.

»Spülung und Endonadeln, Frau Bauer. Und zwar schnell, bevor sie wieder einnicken.«

Meine Mädels wissen: Wenn ich anfange, sie mit dem Nachnamen anzusprechen, wird die Lage für sie brenzlig. Als Nächstes kann dann schon mal ein Instrument fliegen. Und zwar mit Zielvorgabe.

Das hat einmal Ärger mit so einem aufgeplusterten Anwalt von der Berufsgenossenschaft gegeben, weil ich einer Auszubildenden mit der Sonde in den Finger gepikst habe. Mein Gott, hat die einen Aufstand gemacht. Aber dass das Mädchen mir erst den falschen Zement und dann noch in der völlig falschen Konsistenz, nämlich zu flüssig, angerührt hat, spielte natürlich für das Gericht keine Rolle. Und auch nicht, dass dem Patienten die 3.000-Euro-Frontzahnbrücke deswegen noch am gleichen Abend in der gemischten Sauna aus dem Mund geflogen ist.

Lange her die Geschichte. Trotzdem, meine Mädels mögen mich, das spüre ich. Da gibt es doch ganz andere Chefs.

Mithilfe von Wasserstoffperoxid gelingt es mir allmählich, die Blutung in Frau B.s Zahn zu stoppen.

Über meinen Spiegel betrachte ich das Chaos. Mir schwant Böses. Neben den drei Eingängen in die Wurzelkanäle klafft ein stecknadelkopfgroßes Loch, das da nicht sein sollte. Aus dem blöden Loch sickert beständig Blut. Ich trockne, spüle, trockne, aber das Loch will nicht verschwinden. Du Idiot, denke ich, da hast du ein bisschen zu tief gebohrt. Im Kopf gehe ich die Möglichkeiten durch, die mir jetzt bleiben:

a) Frau B. wahrheitsgemäß darüber aufklären, dass ich quasi durch den Kellerboden ihres Zahns gerauscht bin.

b) Die Patientin weiterhin darüber informieren, dass sich dadurch die Prognose für ihren Zahn massiv verschlechtert hat.

c) Kofferdam abnehmen, Patientin in eine adäquate Gesprächsposition fahren und voraussichtlich eine halbe Stunde darüber diskutieren, wieso, weshalb und warum dies geschehen konnte.

d) Eine weitere Ewigkeit mit Frau B. die therapeutischen Auswege aus dem Dilemma debattieren.

e) Stillschweigend versuchen, das Leck abzudichten.

Ich entscheide mich für e.

Mir fällt eine Behandlung aus der vergangenen Woche ein, wo ich die Patientin ebenfalls nicht mit der vollen Wahrheit belästigt habe. Jene Patientin erhielt von mir eine schöne Keramikfüllung. Dieses pastenförmige Material wird in kleinen Portionen in den Zahn eingebracht und dort mittels Licht ausgehärtet.

Während ich mit einem Instrument, dessen Arbeitsende eine Kugel darstellt, sorgfältig im Zahn herummodellierte, ließ es sich die Patientin nicht nehmen, mir irgendeine abstruse Geschichte zu erzählen, bei der sie angeblich mit ihrem selbst gestrickten Schal an der Stuhllehne im Wartezimmer ihres Gynäkologen hängen geblieben war. Die Lehne sei dann abgerissen und samt dem Schal hinter ihr hergepoltert, sie habe aber davon gar nichts bemerkt – hach, die Aufregung! – und sei mit dem scheppernden Wust im Schlepptau auf den Untersuchungsstuhl gestiegen …

Da ich ein höflicher Mensch bin und es sich obendrein um eine Lehrerkollegin von Babs handelte, hörte ich mir auch noch die neuesten Eurythmiegeschichten aus der Waldorfschule freundlich nickend an. Blöderweise interpretierte Anna, unsere Auszubildende, die mit der Aushärtungslampe bereit stand, mein Nicken falsch. Anna drückte nämlich auf den Knopf, die Hochleistungslampe startete und mein Kugelinstrument steckte in der schlagartig erstarrten Füllungsmasse fest.

Was tun?

Sollte ich Frau Irene Brüderle-Möck versuchen zu erklären, warum ein zehn Zentimeter langer Metallstab wie ein festgetackertes Fieberthermometer aus ihrem Mund ragt?

Sollte ich ihr außerdem beichten, dass ich, um sie von dem Instrument zu befreien, die schöne Füllung wieder komplett rausbohren und neu machen müsste?

Was hätte Frau Brüderle-Möck geantwortet?

»Aber bitte weiterhin ohne Spritze, ja. Du weißt doch, ich vertrage Spritzen einfach nicht. Zum Glück habe ich die letzten Tage Arnika in ganz niedriger Potenz genommen, damit ertrage ich beinahe alles.«

Aber ich hätte es nicht ertragen!

Also habe ich geschwiegen und den Instrumentenschaft einfach oberhalb der Kugel abgeflext.

Irene Brüderle-Möck hat jetzt Keramik mit Edelstahl-Kugelfüllung im Mund. Sollte sie früh versterben, bin ich wahrscheinlich schuld, denn sie wollte auf gar keinen Fall »jemals Metall im Mund haben. Das bringt einen nämlich um.«

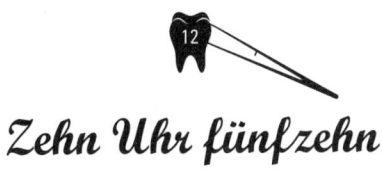

Zehn Uhr fünfzehn

Frau B. liegt ganz still da. Ihre Augen sind vom Handtuch bedeckt. Lebt sie noch?, frage ich mich kurz, rechne aber nicht ernsthaft mit ihrem Ableben.

Dann ermahne ich mich zur Eile. Eine Wurzelkanalbehandlung und parallel eine Defektdeckung am Boden des sogenannten Pulpencavums, quasi dem Kellerboden des Zahns, das ist jetzt mein Plan. Nichts für Anfänger. Irgend so ein Feld-Wald-und-Wiesen-Dentist käme da jetzt an seine Grenzen. Allein schon Hardware-mäßig.

»Ich brauche das MTA«, raune ich Melissa zu, um Frau B. nicht argwöhnisch werden zu lassen. Melissa kruschtelt in den Tiefen diverser Schubladen und befördert scheppernd ein Döschen mit dem Gesuchten hervor.

Der Lärm hat Frau B. hellhörig gemacht. Ihr Kopf bewegt sich zuckend hin und her, so als wolle sie die Schallwellen orten. Mit strengem Blick ermahne ich Melissa, gefälligst geräuschloser zu arbeiten. Das Letzte, was mir jetzt fehlt, ist, dass Frau B. unter ihren Abdecktüchern hervorkriecht und Erklärungen einfordert.

Ich erwäge tatsächlich, eine beruhigende Schlafmelodie zu summen, verwerfe den Gedanken jedoch schnell wieder.

»Anmischen«, flüstere ich Melissa zu und deute auf das unscheinbare weiße Pulver nebst der kleinen Flüssigkeitsampulle, »hüttenkäseartige Konsistenz.«

Seit dem Vorfall mit der rausgeflogenen Brücke in der Sauna habe ich mir angewöhnt, die von mir gewünschte Darreichungsform der verschiedenen Zemente in einer für meine Mitarbeiterinnen verständlichen Bildersprache auszudrücken. Bewährt sich total.

Ein Kollege hat mir mal in der Kaffeepause eines Kongresses stolz berichtet, er habe in seiner Praxis alle Instrumentenbezeichnungen, wie zum Beispiel Raspatorium, Langenbeck-Hacken, Lindemann-Fräse oder Heidemann-Spatel, durch Namen wie Bernd, Olaf und Klaus ersetzt. Seitdem könnten sich seine Damen viel besser merken, was was sei.

Bei dem Wundermittel MTA (Mineral Trioxid Aggregate) handelt es sich tatsächlich um einen Bauzement (Portlandzement), der sich aus unerfindlichen Gründen bei Kontakt mit Knochenzellen verhält, als sei er selber Knochen. Das ist sehr nett von dem Zement, denn das könnte mich aus meiner misslichen Situation mit Frau B. und dem Loch in ihrem Zahnkeller befreien. Entdeckt haben das mit dem Zement übrigens wer? Natürlich: die Amerikaner.

Was machen eigentlich, frage ich mich, die Enkel von Robert Koch, Conrad Röntgen und Paul Ehrlich den lieben langen Tag? Auf jeden Fall ist klar, was sie nicht tun: irgendwas Neues erfinden oder entdecken. Vermutlich verbringen sie ihre Zeit damit, Kontoauszüge abzuheften.

Doch zurück zu meinem Problem. Dummerweise wird in Studien abgeraten, das zu tun, was ich jetzt vorhabe, nämlich Wurzelkanalbehandlung und Kellerlochflicken in einem Aufwasch zu erledigen.

Da ich aber im Gegensatz zu den Damen und Herren an den Hochschulen nicht tagelang Zeit habe, werde ich von dieser wohlgemeinten, aber völlig praxisfernen Empfehlung abrücken müssen. Die Vorstellung, Frau B. zu erklären, wir würden heute zunächst den von mir verursachten Fundamentschaden in ihrem Zahn zuspachteln und nach Aushärten der Flickmasse in ein paar Tagen einen Zweiteingriff benötigen, um die Kanäle durchzuputzen, bereitet mir Kopfschmerzen.

Außerdem muss der Praktiker vorangehen. Medizinisches Neuland betreten. Grenzen verschieben.

Hätten sich alle immer nur an das Altbewährte gehalten, hätte niemand Amerika entdeckt. Oder den Mond.

Neues Entdecken. Das hatte sich wohl auch Señor Pepe Gonzales vorgenommen, als er vor zwei Jahren meine Praxis betrat. Señor Gonzales darf man sich getrost als das einfallslose Klischee eines Mexikaners vorstellen. Schwarzes lockiges Haar, das nach bester Drogenbossmanier pomadig nach hinten gekämmt ist. Wahlross-artiger Schnauzbart, dessen nach unten hängende Enden dem Gesicht den schurkenhaften Ausdruck des Bösewichts in einem John-Wayne-Western verleihen. Der weiße Hemdkragen steht mindestens einen Knopf zu weit offen. Darunter liegt die schwere Goldkette eingebettet im dichten Brusthaar. Etwas tiefer zeichnet sich der kugelig-pralle Bauch unter dem transparenten Hemdstoff ab. Allzu groß gewachsen ist er nicht, höchstens 1,65 Meter. Er riecht, nennen wir es: männlich.

Dafür stecken die Füße so selbstverständlich in feinsten Leder-slippern, als sei er darin geboren. Sein olivbrauner Teint ist vielleicht etwas blasser als der des Bilderbuchmexikaners, was daran liegen mag, dass er nicht in Cancun, sondern hier bei uns in Deutschland am Tortillagrill steht.

Wieso fällt mir seine Geschichte gerade jetzt ein, da ich eigentlich dabei bin, die Wissenschaft voranzubringen? Wahr-scheinlich weil auch Señor Gonzales etwas Neues wagen wollte. Er wollte nämlich eine Isländerin heiraten und mit ihr in Reyk-javík leben.

Und was hatte ich damit zu tun? Ganz einfach, ich sollte ihn attraktiver machen. Für seine Hochzeit.

Er sagte Folgendes: »Hombre, diese Frau hat Zähne wie Perlen aus der Karibik. Ihr Lachen strahlt wie das Vulkanfeuer im Popo-catépetl. Und jetzt schau mich an. Comprendes?«

Dabei wurde sein rauer mexikanischer Akzent noch durch eine bühnenreife Mimik untermalt, die seinen zotteligen Schnauzer zum Tanzen brachte.

Tatsächlich ergab die Untersuchung des Patienten ein nahezu vollständig überkrontes Gebiss, dessen Farbe man wohlwollend als

Eierschalenfarben, realistisch jedoch mit Nikotingelb umschreiben musste.

Señor Gonzales konnte mir allerdings glaubhaft versichern, dass er im Leben noch keine Zigarette angerührt habe, die Farbe stamme vielmehr von »Mamas« Kochkünsten. Bei der Erwähnung von »Mama« leuchteten seine Augen auf wie Aztekengold, und ein kindliches Strahlen lief über sein Gesicht.

Bei Mama, so berichtete er, habe es immer Mole Poblano zu essen gegeben, eine dunkle Sauce aus Kakao, Chili und Nüssen, die vorzugsweise zu Truthahn gereicht wird. Das Geheimnis, so verriet er mir im Flüsterton, liege im Chili sowie einer speziellen Gewürzmischung, und er ernähre sich auch hier in Deutschland, weit weg von Mama, ausschließlich von ihrem Mole Poblano.

Auf meine Frage nach jener Gewürzmischung reagierte er auffallend einsilbig. Ich erfuhr lediglich, dass sie eine gelb-braune Farbe besaß und dass er gedachte, auf Island damit ganz groß rauszukommen.

Der Farbstabilität seiner Kunststoffverblendkronen war dieses kulinarische Wundermittel jedoch augenscheinlich nicht zuträglich gewesen, und der Versuch, die Verfärbungen mit dem Pulverstrahlgerät hinfortzukärchern, scheiterte. Das Lächeln des Señor Gonzales blieb so gelb wie die Blüten des Cocastrauchs in der Sierra Madre.

Ich tat ihm also den Gefallen und erstellte einen privaten Kostenvoranschlag für die von ihm ausdrücklich gewünschte Neuversorgung aller Zähne – er hatte immerhin sechsundzwanzig Stück davon – mit feinsten Keramikkronen made in China in der Farbe Schneeweiß. Da die Summe ganz unten rechts auf dem Kostenvoranschlag zur Finanzierung eines ausländischen Kleinwagens ausgereicht hätte, war ich mir sicher, nie wieder von dem Mann zu hören.

Doch weit gefehlt. Schon wenige Tage später stand er auf der Schmutzmatte am Tresen der Praxis, zur Kernsanierung wild entschlossen. Es blieb mir also nichts anderes übrig, als ihm durch die Blume mitzuteilen, dass ich ihn für einen mexikanischen Märchenerzähler hielte und erst bereit sei, ihm sein Hollywoodlächeln zu zaubern, wenn die komplette Rechnungssumme vorab und wohlbehalten auf meinem Konto liege.

»Hey gringo, du bekommst deine Pesos«, sagte er mit seinem breiten Westerngrinsen im Gesicht. Und siehe da, bald darauf bestätigte der Kontoauszug den Eingang der geforderten Summe, transferiert durch ein Bankhaus namens Groupo Banco de Mexiko.

Verblüfft ließ ich einen viereinhalbstündigen Termin mit Señor Gonzales vereinbaren, um kurz darauf die nächste Überraschung zu erleben. Zwei Tage vor der festgelegten Mammutsitzung flüsterte mir meine Büromitarbeiterin Ulla während einer Behandlung ins Ohr, ich müsse schnell ans Telefon, meine Bank hätte da eine dringende Frage.

»Herr Doktor, entschuldigen Sie die Störung«, eröffnete Frau Michaelis mit aufgeregter Stimme das Telefonat, »aber da versucht soeben eine Bank aus Guadalajara auf Ihr Konto zuzugreifen.«

Ich stellte mir vor, wie sich dieser Zugriff auf dem PC von Frau Michaelis wohl darstellte: Eine kleine, mit schwarzledernen Drogenkartellhandschuhen bekleidete Hand greift nach den im Zickzack über den Bildschirm flüchtenden Geldsäckchen? Oder schnarrte Frau Michaelis aus einem zweiten Telefonhörer die kalt drohende Stimme eines korrupten mexikanischen Bankers entgegen: »Señora, Geld zurück, aber mucho pronto!«

»Herr Doktor, sind Sie noch dran?«, unterbrach Frau Michaelis meine Comic-Fantasien.

»Ja, ja, natürlich. Was tut denn diese Bank aus Guadalajara?«

»Sie versucht, die Überweisung, die sie vor wenigen Tagen auf Ihr Konto getätigt hat, rückgängig zu machen.«

»Dürfen die das?«, wollte ich wissen.

»Nicht ohne Ihre Zustimmung«, erklärte Frau Michaelis, »wollen Sie zustimmen?«

»Selbstverständlich nicht. Die Kohle bleibt hier. Halten Sie sie mal schön fest«, scherzte ich, vernahm aber kein Lachen von Frau Michaelis.

Ich rief Señor Gonzales auf seinem Handy an.

»Si!«, vernahm ich seine Stimme, überdeckt von atmosphärischem Rauschen und Knacken.

»Äh, guten Tag, hier ist Ihr Zahnarzt.«

»Ah, doctor«, er lachte, »cómo estás, muchacho?«

»Ihre Bank versucht, von meinem Konto das Geld, das Sie mir überwiesen haben, zurückzuholen. Was soll das werden, wenn es fertig ist?«

»Excusa doctor, das habe ich nicht verstanden.«

»Ihre Bank«, rief ich betont langsam und viel zu laut ins Telefon, »will das Geld zurück. Mein Geld. Ihre Vorauszahlung. Warum?«

»Dios mío!«, schallte es aus dem Hörer. »Das muss meine Schwester sein!«

»Wieso Ihre Schwester? Hören Sie …« Aber er hörte nicht mehr, weil er das Gespräch unterbrochen hatte.

Augenblicklich strich ich den mit Señor Gonzales vereinbarten Behandlungstermin für den übernächsten Tag aus unserem Terminbuch und war eben wieder am Bohren, als diesmal Brigitte den Kopf zur Tür des Behandlungsraumes hereinstreckte und Pepe Gonzales am Telefon meldete. Dringend.

»Doctor, alles klar«, vernahm ich seine Stimme und jede Menge südländisches Geplapper im Hintergrund.

»Wo sind Sie?«, wollte ich wissen. »Im Aztekenstadion?«

»No fútbol. Beerdigung von Mama.«

»Wie bitte?«

»Mama ist gestorben, muerta. Vor einem Monat. Heute Beerdigung.«

»Oh, das tut mir leid«, stammelte ich.

»No problema. Mama war alt.«

»Aber was hat das mit Ihrer Bank zu tun?«, fragte ich, doch in diesem Moment begann es mir zu dämmern, woher das Geld auf meinem Konto stammte. Offensichtlich plante Señor Gonzales, das Erbe, oder Teile davon, in seine Zähne zu stecken.

»Hören Sie«, setzte ich an, aber da war die Verbindung schon wieder beendet.

Ich starrte auf mein Telefon. Da lag also das Geld von Mama Gonzales auf meinem Konto, während Mama noch nicht mal unter der Erde ruhte. Und wenn ich es richtig begriffen hatte, war Schwester Gonzales nicht wirklich damit einverstanden, dass ihr Bruder Mamas Sparstrumpf plünderte, um sich damit ein strahlenderes Lächeln einbauen zu lassen, mit welchem er wiederum seine zukünftige isländische Frau zu beeindrucken gedachte.

Wollte ich tatsächlich in die Schusslinien einer mexikanischen Familienfehde geraten? Ich wollte nicht. Wer wusste denn, was da noch für Brüder und Onkel auftauchten? Und was war das überhaupt für Geld? Vermutlich bluttriefende Drogendollars, die jetzt über mein Konto in blütenreine Euros beziehungsweise Keramikkronen gewaschen werden sollten.

Ich war eben dabei, mir auszumalen, wie mehrere dunkle Limousinen vor meiner Praxis vorfahren würden, Limousinen, denen ein paar Herren in gut sitzenden Anzügen in der Farbe ihrer Autos entstiegen, durchgeladene automatische Schnellfeuerwaffen in der Hand, als Brigitte erneut Señor Gonzales am Telefon ankündigte.

»Also doctor«, hörte ich ihn flüstern und fragte mich, ob er sich in diesem Moment tatsächlich hinter einem Grabstein versteckte, um heimlich mit mir zu telefonieren, »wir machen die Zähne später. Adiós.«

Dann geschah mehrere Wochen lang nichts.

Hatte seine Schwester ihn umlegen lassen? Ruhte er schon neben Mama? Wann würden die dunklen Anzüge in meiner Praxis auftauchen, um mich und alle meine Damen mit einer Salve Hartmantelgeschosse zu durchsieben?

Sie tauchten gar nicht auf. Stattdessen stand eines Mittags Señor Gonzales an unserem Empfang, etwas blass für seine Verhältnisse, dafür aber ganz lebendig.

»Jetzt pronto, pronto machen wir Zähne. Heirat in vier Wochen.«

Ich zog ihn von den interessiert lauschenden Patienten fort, die an der Anmeldung herumlungerten, und schob ihn in mein Büro.

»So geht das nicht«, versuchte ich ihm zu erklären, »dauernd dieses Hin und Her. Was ist mit Ihrer Schwester, was ist mit Ihren Brüdern?«

»Bruder? No hermano!«, sein Gesicht hatte einen weinerlichen Ausdruck angenommen, seine Stimme bebte. »Frau wartet nicht mehr lange, doctor. Muss jetzt wirklich schnell fertig werden. Ist Liebe meines Lebens!«

»Okay, okay«, beruhigte ich ihn, »aber haben Sie das mit Ihrer Schwester geklärt? Ist die einverstanden?«

»Schwester hat nix zu sagen«, schrie er, »kann machen mit Pesos von Mama, was ich will!«

»Beruhigen Sie sich bitte«, sagte ich mit gedämpfter Stimme und blickte besorgt zur Tür, »wir machen das ja. Ist nur ziemlich un- gewöhnlich gelaufen bisher.«

Nachdem ich ihm mehrfach zugesichert hatte, dass wir bis einen Tag vor seinem bereits gebuchten Flug zum Keflavík International Airport in Reykjavík mit seinen Zähnen fertig werden würden, ver- ließ er pfeifend die Praxis.

Knapp drei Wochen und einige aufreibende Sitzungen später drückte ich Señor Gonzales einen Spiegel in die Hand und ließ ihn das Ergebnis begutachten. Er riss die Mundwinkel nach hinten, zog seine Oberlippe mit dem Walrossschnauzer nach oben, starrte, den Kopf abwechselnd nach rechts und links drehend, auf seine bade- zimmerkachelweißen Zähne und sagte: »Perfecto doctor. Gracias!«

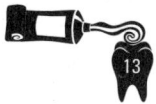

Zehn Uhr dreißig

Ich werde also zunächst das Loch im Boden der von mir ziemlich übel zerfrästen Zahnkrone von Frau B. abdichten und dann die Wurzelkanäle, deren Eingänge um dieses Loch herum liegen, finden, darstellen, erweitern, reinigen und füllen.

Oder doch besser umgekehrt?

Die Wunderdichtmasse braucht leider Stunden, bis sie fest wird. Die verkleistert mir alles während des Weiterarbeitens im Zahn. Verschließe ich das Loch aber erst im Anschluss an die Wurzelkanalbehandlung, blutet es währenddessen beständig daraus hervor. So oder so: ein großes Geschmiere.

Aus diesem Grund bin ich gezwungen, eine neue Lösung zu kreieren, innovativ, praxisnah, mutig.

»Geben Sie mir das Schraubenset«, sage ich leise zu Melissa.

Ich entnehme dem Set ein Schräubchen der Größe eins, etwa eineinhalb Millimeter im Durchmesser und vier Millimeter lang. Die sind eigentlich zur Fixierung im Wurzelkanal gedacht, aber warum soll ich damit nicht vorübergehend ein Loch im Zahnboden abdichten, indem ich die Schraube durch das Loch in den darunter liegenden Knochen schraube. Später kann die Schraube rausgedreht werden und die definitive Abdichtung erfolgen.

Ich bin von meiner Idee begeistert. Unter Druck funktioniere ich doch einfach am besten. Wo andere nervös und hektisch werden, arbeitet mein Gehirn so abgebrüht wie ein Schachcomputer. Am Ende wird man diesen technischen Kniff noch nach mir benennen.

Brigitte, die unbemerkt hinter mich getreten ist, unterbricht meine angenehmen Gedanken: »Haben Sie Zimmer eins vergessen?«

Ach Gott, die Krone! Ich signalisiere Brigitte mit Blicken, leiser zu sprechen, damit Frau B. das, was immer sie gerade unter ihrem Handtuch tut, fortsetzen möge.

»Sagen Sie dem Patienten, dass ich gleich bei ihm bin«, raune ich Brigitte zu.

»Und was soll ich denen im Wartezimmer sagen?«, flüstert diese zurück.

»Wieso? Sind da auch noch welche?«

»Ja.«

»Warum denn das?«

»Weil sie einen Termin haben.«

»Jetzt?«

»Jetzt und vor einer halben Stunde«, bemerkt Brigitte schnippisch.

»Schicken Sie die Leute noch mal weg. In die Einkaufspassage gegenüber, oder sonst wohin. Ich muss jetzt hier dranbleiben.« Mit einer wedelnden Handbewegung scheuche ich meine Mitarbeiterin aus dem Zimmer. Jetzt ganz cool bleiben, denke ich und schließe für einen kurzen Moment die Augen.

Als ich sie wieder öffne, blicke ich in das besorgte Gesicht von Melissa. Aufmunternd nicke ich ihr zu, signalisiere Zuversicht und Entschlossenheit. Chef sein bedeutet, voranzuschreiten. Auch wenn die Richtung, in die es gehen soll, noch undefiniert ist. Und manchmal kann es auch die falsche Richtung sein. So ist das Leben.

Aber Richtung hin oder her, jetzt ist es an der Zeit, den Bohrerturbo zu zünden und die verlorene Zeit aufzuholen. Schließlich wollen meine Mitarbeiterinnen pünktlich in die Mittagspause.

Ich schnappe mir den Gewindeschneider und versenke ihn durch das blutende Loch hindurch bis in den darunterliegenden Knochen von Frau B. Als ich den Bohrer wieder herausziehe, läuft der Zahn so schnell mit Blut voll, als habe jemand dahinter eine Schleuse geöffnet. Melissa starrt ungläubig auf das plätschernde Schauspiel. Dann greift sie endlich zum Sauger. Ich nehme das Schräubchen und inseriere es mit der Eindrehhilfe im Zahn, wobei ich mich fühle wie ein untertauchender Brahmane im indischen Ganges. Da ist die Sicht auch nicht besser. Gespannt starren Melissa und ich in den Mund von Frau B. Kein Blut mehr. Leck geschlossen. Sofort springe ich auf, ziehe mir die Handschuhe mit einem lauten Schnalzen von den Händen und pfeffere sie in bester Chefarztmanier in das Waschbecken. Aufräumen können andere, ich hab zu tun.

Draußen auf dem Flur renne ich direkt in Brigitte hinein. »Telefon für Sie.«

»Jetzt nicht!« Ich versuche, sie beiseitezuschieben.

»Es ist Ihre Frau.«

»Oh.«

Auch das noch, denke ich. Babs ruft mich so gut wie nie in der Praxis an. Sie ruft mich eigentlich überhaupt nirgendwo irgendwann an.

»Stellen Sie bitte in mein Büro durch.«

Ich eile über den Flur und betrete Zimmer eins. Herr K. sitzt um 90 Grad gedreht auf dem Behandlungsstuhl, die Füße am Boden, den Rücken durchgedrückt, so als habe er soeben entschieden zu gehen. Als er mich sieht, setzt er zum Sprechen an, doch ich komme ihm zuvor: »Tut mir wahnsinnig leid, aber ein dringender Notfall erfordert noch einen Moment meine ganze Aufmerksamkeit. Bin aber gleich im Anschluss für Sie da. Möchten Sie etwas zu lesen? Bringe ich Ihnen.«

Im Hintergrund höre ich das Telefon in meinem Büro klingeln.

»Bin wirklich gleich zur Stelle«, verspreche ich, bevor ich die Tür schnell hinter mir zuziehe.

»Hoffentlich ist es wichtig, Babs«, rufe ich viel zu laut in den Hörer, »ich habe nämlich wirklich gerade alle Hände voll zu tun.«

»Geht ganz schnell«, antwortet meine Frau mit besorgniserregend fröhlicher Stimme, »wollte dir nur eben Bescheid sagen, dass ich für ein paar Tage verreise.«

»Verreisen. Wie? Wohin?«

»In Doros neues Häuschen an die Ostsee.«

»Äh. Einfach so? Jetzt? Mit wem denn?«

»Mit Doro natürlich. Ein paar Bekannte von ihr sind auch dabei.«

»Ach. Was denn für Bekannte?«, frage ich matt und lasse mich in meinen Bürosessel fallen.

»Kennst du nicht.«

»Also unbekannte Bekannte.«

»Witzig«, seufzt Babs.

»Aber was ist mit Mareike?«

»Unsere Tochter wohnt seit vier Wochen nicht mehr zu Hause. Falls dir das entgangen sein sollte, sie studiert.«

»Ja schon, aber, aber was soll ich denn essen?«

»Was du essen sollst?«, ruft Babs, und es klingt wie das hysterische Lachen eines Teenagers, »was immer du möchtest, mein Schatz. Grill dir deine Berge von Fleisch, geh in Restaurants oder lass es ganz bleiben, täte dir auch mal ganz gut, oder?« Wieder dieses helle aufgedrehte Kichern.

»Mach dir ein paar gemütliche Tage, ich rufe an, wenn ich zurückkomme. Küsschen.«

»Ist dieser Esoterik-Picasso auch dabei?«, höre ich mich fragen.

Für einen Moment ist es still in der Leitung. Dann antwortet Babs, und alle Freundlichkeit ist aus ihrer Stimme gewichen: »Johannes ist auch dabei. Ja.«

Dann legt sie auf. Ich starre aus dem Fenster. Irgendwann fällt mir auf, dass mich eine Frau aus dem Hochhaus gegenüber interessiert beobachtet. Sie lehnt mit verschränkten Armen, die auf einem bräunlichen Kissen ruhen, aus dem Fenster und raucht. Mit der Asche ihrer Zigarette bestäubt sie die traurigen Geranien am Balkongeländer ein Stockwerk darunter. Vermutlich sehen die Blumen deswegen so vertrocknet aus.

Ich lasse die Jalousien nach unten gleiten und bleibe, mit dem Finger auf dem Knopf der Jalousiensteuerung, am Fenster stehen. Unschöne Fragen schwirren durch meinen Kopf:

Wird Babs mich verlassen?

Wer behält dann das Haus?

Woher bekomme ich einen Assistenzarzt, der nicht nervt?

Was studiert eigentlich Mareike?

Und was würden die Golfkollegen sagen, wenn mich meine Frau wegen eines Jüngeren sitzen ließe?

Leises Klopfen an der Tür reißt mich aus meinen Gedanken. Melissa steckt den Kopf in das Zimmer.

»Herr Doktor, die Patientin fragt …«

»Ja, ja ich komme«, unterbreche ich sie und drücke mich an ihr vorbei.

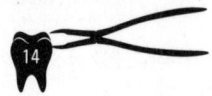

Zehn Uhr fünfundvierzig

Frau B. hat das Handtuch von ihrem Gesicht genommen und zerrt an dem Latextuch, das über ihren Mund gespannt ist. Die Metallklammer, mit der das Tuch an ihren Zähnen befestigt ist, scheint ordentlich zu sitzen, denn es gelingt ihr nicht, den mittlerweile vor Speichel triefenden Gummilappen zu entfernen.

Um ihr zu signalisieren, dass die Behandlung jetzt weitergeht, ziehe ich mir geräuschvoll ein paar frische Handschuhe an und ignoriere, so gut es geht, die gurgelnden Geräusche, die die Patientin unter dem Kofferdam von sich gibt.

Um nicht länger ihrem starrenden Blick ausgesetzt zu sein, stelle ich das Licht der OP-Lampe auf ihre Augen, sodass Frau B. sie geblendet schließen muss.

Mit einem dünnen Wurzelkanalinstrument beginne ich fahrig, in ihrem Zahn herumzutasten, unfähig, dabei nicht an die aufgekratzt, geradezu euphorisch klingende Stimme meiner Frau zu denken. Wann, so überlege ich, habe ich Babs zuletzt so fröhlich lachen hören? Muss Jahre her sein.

Nach einigen Minuten des immer hektischeren Stocherns habe ich schließlich zwei Kanaleingänge gefunden. Der dritte fehlt, doch mir dämmert, dass der Zugang zum fehlenden Kanal vom Kopf der Schraube verdeckt wird, die ich eigenhändig im Zentrum dieses Zahns versenkt habe. War vielleicht doch keine so brillante Idee.

Um mir nichts anmerken zu lassen, schrubbe und spüle ich in den beiden aufgefundenen Wurzelkanälen herum. Aber es hilft nichts, ich muss jetzt irgendetwas Sinnvolles mit diesem dämlichen Zahn machen.

Blöderweise kann ich mich nicht konzentrieren, ständig kreisen meine Gedanken um Babs.

Was ist da bloß schiefgelaufen? Sie hat doch alles, was sich eine Frau wünschen kann. Und habe ich sie nicht immer tatkräftig unterstützt? Auch als sie mit einem Mal Lehrerin werden wollte, obwohl meine Praxis noch in den roten Zahlen hing und die Kredite wie Bleigewichte an mir baumelten und wir für Mareike eine Tagesmutter brauchten, damit Babs an die Uni gehen konnte. Habe ich doch feste mitgezogen, an dem Strang. Und dann der ganze Waldorfkram. Was uns das an Schulgebühren für Mareike gekostet hat. Der helle Wahnsinn!

Alles für so ein bisschen pastellfarbene Bioesoterik. Fand Babs aber so wunderbar, dass sie direkt Lehrerin dort geworden ist. Tanzt jetzt ihren Namen und was weiß ich noch alles. Und malt! Eigenes Atelier in der Einliegerwohnung. Mischt sich ihre Farben aus freilaufendem Eigelb und Demetererde für Regenbögen und Lavendelfelder im Morgennebel.

Habe ich nie etwas zu gesagt. Auch nicht, als das mit den Malkursen bei uns zu Hause angefangen hat. Aktzeichnen in meinem Keller! Und jetzt ist dieser Rollkragenpullovertyp Johannes, dieser Milchbubi in Latzhosen, auch mit an der Ostsee. Der ist jünger als Babs! Als wenn da nur gemalt würde, ha!

In diesem Moment macht es leise knack, und die Wurzelkanalfeile bricht.

»Scheiße!«, entfährt es mir heute bereits zum zweiten Mal, und Frau B. reißt die Augen auf.

»Wof if lof?«, gurgelt sie unter dem Spanntuch hervor.

»Nichts, alles in Ordnung, kriegen wir hin«, beruhige ich sie, weiß aber jetzt schon, dass gar nichts mehr in Ordnung ist.

»Ultraschallspitze vorbereiten«, zische ich Melissa zu und stürze an ihr vorbei aus dem Zimmer.

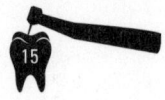

Zehn Uhr fünfundfünfzig

In Zimmer eins öffnet sich die Tür, als ich gerade die Klinke nach unten drücken will. Der Patient steht direkt vor mir.

»Ich gehe«, raunzt er mich an, »Saftladen!«

»Aber nein, jetzt bin ich ja da«, flöte ich und schiebe Herrn K. mit sanftem Druck zurück ins Zimmer.

»Wir legen direkt los, und in einem halben Stündchen sind Sie hier raus.«

Ohne Lätzchen und ohne Assistenz greife ich mit der Linken zum Sauger und der Rechten zum Bohrer, stecke alles tief in den Mund des Patienten und gebe Gas.

»Auuuutsch!«, schreit Herr K. auf.

»Oha! Die Spritze haben Sie aber zügig abgebaut«, versuche ich, die Stimmung mit einem Scherz aufzulockern, »trainierte Leber, was?«

»Wie bitte?«

»Nur ein Spaß!«, ich tätschele Herrn K. die Schulter. »Wir legen schnell noch mal was nach.«

Bevor der Mann sich weiter echauffieren kann, sitzt meine Betäubungsspritze bereits in seinem Mundwinkel.

»Die wirkt sofort«, erkläre ich und verlasse eilig den Raum. Auf dem Flur bleibe ich kurz stehen. So kann ich heute unmöglich weiterarbeiten. Ständig kreisen meine Gedanken um Babs, die jetzt vermutlich gerade lachend und flirtend im Auto mit diesem malenden Müsliriegel in Richtung Ostsee entschwebt.

Ich brauche Klarheit. Ich muss meine Tochter fragen. Mit wenigen Schritten bin ich an Melissa, die mir Kaugummi kauend die Tür zum Behandlungszimmer zwei aufhält, vorbei, lasse das schmatzende Mädchen stehen und biege in mein Büro ab, dessen Tür ich betont laut hinter mir schließe.

Ich wähle Mareikes Handynummer und überlege, während das Klingelzeichen ertönt, wo ich meine Tochter an einem Donnerstagvormittag aufschrecken werde.

»Hallo?«, vernehme ich unvermittelt ihre helle Stimme.

»Äh, hallo Mareike, hier ist Papa.«

»Du? Warte mal eben.«

Ich höre Lärm, das Klingeln einer Straßenbahn, dann wieder die Stimme meiner Tochter: »Ich sitze gerade auf dem Fahrrad. Also, was gibt's denn? Du rufst ja nicht so oft an. Eigentlich nie.«

»Na also ›nie‹ stimmt jetzt nicht ganz.«

»Aha, wann denn das letzte Mal?«

»Weiß ich jetzt nicht. Wahrscheinlich hast du recht. Wie geht es dir?«

»Rufst du an, um mich das zu fragen?«

»Nein. Ich … also, ich wollte dich etwas anderes fragen …«

»Schieß los. Brauchst du Geld?« Mareikes Lachen geht im neuerlichen schrillen Läuten der Straßenbahn unter.

»Es ist wegen … ähm, deiner Mutter.«

»Ist was passiert?«

»Nein nein, alles in Ordnung. Aber sie ist, also wie soll ich sagen … sie ist verreist. Ohne mich.«

»Oh«, erwidert Mareike. Sonst nichts. Und dann: »Hör mal, Paps, ich ruf dich zurück, sobald ich nicht mehr auf dem Fahrrad sitze, okay? Dann reden wir. Gut?

»Ja, gut. Bis später. Wann denn später?«, aber Mareike hat bereits aufgelegt.

Nachdenklich verlasse ich mein Büro und betrete das Behandlungszimmer, in dem Frau B. daliegt, als sei ich gar nicht weg gewesen. Wie ich mir eingestehen muss, überrascht mich das. Insgeheim hatte ich gehofft, sie sei inzwischen verschwunden. Vielleicht zu einem Kollegen, der sich ihres Problems annimmt.

Wortlos ziehe ich mir Handschuhe und Mundschutz an. Anschließend blicke ich auf den Zahn mit seiner dekorativen Schraube in der Mitte und dem abgebrochenen Instrument im Wurzelkanal. Beides ist, wie ich feststellen muss, noch da. Und beides ist Mist.

Kurz entschlossen greife ich zur Schraubeneindrehhilfe und entferne das Schräubchen aus dem Zahnboden. Sofort wird der Zahn mit Blut geflutet wie eine Badewanne, in die man Wasser mit farbigem Badezusatz einlässt.

Wenn es so richtig aus dem Ruder läuft, hat mir mal ein ziemlich cooler Chirurg beim dritten Pils verraten, dann singe oder reime ich irgendwas. Das unterdrückt die aufkommende Panik. Denn Panik können wir in unserem Job genauso wenig gebrauchen wie Frauen am OP-Tisch. Über diesen Witz hatten wir seinerzeit an der Hotelbar noch sehr herzlich gelacht.

»Jetzt ist der Herr Dentist aber reichlich angepisst«, beginne ich also, vor mich hin zu reimen, während Melissa den Sauger in das Blutbad hält.

»Denn er hat zu tief gebohrt und reichlich Knochen angeschmort.« Ich nehme einen Tupfer und tamponiere den hohlen Zahn damit aus. »Das Blut, es quillt und sprudelt, mein lieber Mann, du hast gefudelt!«

Nach diesen Zeilen geht es mir tatsächlich schon viel besser. Ich lasse Melissa mit dem Finger auf den Tupfer drücken und verlasse den Raum, um mich rasch dem Krönchen von Herrn K. zu widmen.

Vom Flur aus werfe ich einen Blick in Richtung Rezeption und erschrecke. Der Mann, der dort steht … das ist doch … wie hieß er noch? Oder besser, wie nannte er sich? Nein, das ist unmöglich!

Während ich über den Namen nachgrüble, schiebe ich mich leise seitlich durch die Tür in unseren fensterlosen und unbeleuchteten Röntgenraum. Mit einem Auge linse ich um die Ecke des Türrahmens zum Empfang und starre auf die hagere Gestalt im Trainingsanzug, die gestikulierend vor dem Tresen steht. Bleibt mir denn heute auch gar nichts erspart?

Die Geschichte muss mindestens zehn Jahre oder noch länger zurückliegen. Herrgott, wie hieß der Kerl? Irgendwas Holländisches oder Belgisches.

Verborgen in der Dunkelheit des Röntgenraumes, versuche ich, mir die seltsame Begebenheit mit dem Mann ins Gedächtnis zu rufen.

Van Wölden! Genau, so hieß er. Er hatte sich damals telefonisch als Neupatient bei uns angemeldet. Oder anmelden lassen. Für mich war er zumindest an jenem Tag ein unbekannter Name auf der Liste meiner Vormittagspatienten gewesen. Eingetragen für ein Beratungsgespräch.

Als ich jedoch das Behandlungszimmer betrat, saß der Patient nicht etwa wie sonst üblich mit umgehängtem Lätzchen im Behandlungsstuhl, sondern er erwartete mich stehend neben der Eingangstür. Dies tat er irritierenderweise nicht alleine, sondern in Begleitung eines Mannes, der exakt so aussah, wie man sich einen Bodyguard vorstellt. Und als einen eben solchen stellte ihn mir Herr Van Wölden dann auch sehr beiläufig vor, ganz so, als hätten wir schließlich alle unsere Bodyguards irgendwo rumstehen.

Der Bodyguard, dessen Name nie erwähnt wurde, stand, die Arme verschränkt wie ein Tempelwächter, hinter der Eingangstür zum Behandlungsraum, sodass ich ihn erst bei dem Versuch, die Tür zu schließen, wahrnahm. Als ich vor der dort an der Wand hängenden quietschbunten Keith-Haring-Reproduktion diesen Berg von einem Mann im dunkelblauen Anzug erblickte, machte ich unwillkürlich einen Schritt rückwärts.

»Da stand dieser Kerl, groß wie zwei Kirchen, und über seinen Schultern tanzte die Sonne von Texas.«

Dieses Zitat aus meiner Lieblingskinderschallplatte vom Mäusesheriff schoss mir spontan durch den Kopf. Aber anstelle eines Trommelrevolvers trug dieser Mann einen Knopf im Ohr, zu erkennen an dem geringelten Klarsichtkabel, das sich dezent in seinen Sakkokragen schlängelte. Davon abgesehen, dass der Typ die Statur eines Grizzlybären hatte, sah er aber eigentlich ganz freundlich aus.

»Van Wölden«, tönte es in meinem Rücken, wobei ein deutlich rheinischer Akzent auszumachen war. »Ich grüße Sie, Herr Doktor.« Der Mann trat einen Schritt auf mich zu und streckte mir seine knochige Hand entgegen.

Van Wölden war etwa 1,95 Meter groß, sehr dünn und mit einem Gesichtsausdruck gesegnet, der an einen nicht unsympathischen Geier denken ließ. Daran mochte in erster Linie die große hakenförmige Nase schuld sein, die über den fleischigen und so gar nicht zur restlichen Physiognomie passenden Lippen thronte. Unter den buschigen Brauen blitzten zwei blaue und sehr wache Augen. Das verbliebene graue Resthaar war akkurat gescheitelt und kunstvoll über den ziemlich kahlen Schädel drapiert. Kein schöner Mann, aber auf eine gewisse Weise einnehmend. Sein Händedruck war warm, fest und herzlich. Ein Händedruck, der besagte: Ich weiß, was ich tue, ich drücke nämlich täglich Hunderte von Händen.

Ein Blick auf seine Schuhe bestätigte diesen Eindruck. Schwarze matt glänzende, hochpreisige Businessschuhe, die ausschließlich dafür geeignet sind, ihren Besitzer zwischen dem Fond einer schwäbischen Nobellimousine und den mit dicken Teppichen ausgelegten Büros eines DAX-Unternehmens hin und her zu tragen. Dazu ein heller sandfarbener Trenchcoat, klassischer englischer Schnitt, knitterfrei und offen getragen.

Kurzum, vor mir stand ein Mann von Welt. Wäre da nicht der ballonseidene lilafarbene Trainingsanzug gewesen, der Van Wöldens langen Körper umgab wie einst den Otto Rehhagels.

Dieses Material, von dem ich angenommen hatte, es sei längst ausgestorben, untermalte jede von Van Wöldens Bewegungen mit einem knisternden Rascheln. Und da der Mann nicht zu der Sorte Mensch gehörte, die still und unbeweglich herumsteht, war der Raum erfüllt mit elektrostatischer Energie.

»Herr Doktor, ich darf Ihnen zunächst einmal ein kleines Präsent überreichen?«

Es rauschte und bauschte sich die Ballonseide, als sich Van Wölden umdrehte und einen schweren Bildband vom Tisch nahm und mir mit strahlendem Lächeln überreichte.

Berlin, die neue alte deutsche Hauptstadt oder so ähnlich lautete der Titel des gewichtigen Werks, das ich mit Erstaunen entgegennahm.

»Der Herausgeber ist übrigens auch mein Arbeitgeber«, erklärte Van Wölden und klopfte auf den Einband des Buches. Bundesministerium des Auswärtigen, las ich oben links. Daneben prangte der Bundesadler nebst schwarz-gelb-roter Flagge. Ich verstand immer weniger, was mir offensichtlich anzusehen war, denn Van Wölden nickte verständnisvoll, nahm mir den Bildband wieder aus den Händen, legte ihn irgendwo ab und begann zu erklären: »Sie wundern sich über mein Erscheinen mit Personenschutz und dergleichen«, er deutete mit einem kurzen Kopfnicken in Richtung des freundlichen Bären, »aber lassen Sie uns da keine große Sache draus machen.«

Mit gesenkter Stimme fuhr er fort: »Ich arbeite eng mit Außenminister Fischer zusammen. Bin, wie man so schön sagt, seine rechte Hand, aber darum soll es jetzt gar nicht gehen.«

Es folgte eine effektvolle Pause, begleitet von einem tiefen Geierblick in meine Augen. »Ich komme auf Empfehlung zu Ihnen. Außerdem bin ich hier in der Gegend zu Hause. Wobei …«, er lachte das angestrengte Lachen derer, die selbst zum Lachen zu wenig Zeit haben, »Sie können sich ja vorstellen, wie oft unsereins zu Hause ist. Quasi nie!«

Sehnsüchtig blickte er zur Decke, so als könne er dort ein wenig Rast und heimatliche Erholung finden. »Ich habe«, erzählte er weiter, »in letzter Zeit meine Gesundheit etwas vernachlässigt. Zum Wohle des deutschen Volkes sozusagen.«

Er freute sich offensichtlich über seine Wortwahl, wobei sich der Stoff seiner Otto-Rehhagel-Gedächtnisjacke aufplusterte wie ein Fesselballon kurz vor dem Start. »Aber jetzt habe ich mir vorgenommen, Liegengelassenes in Angriff zu nehmen und auch einmal an mich zu denken. Hiermit begebe ich mich vertrauensvoll in Ihre Hände, lieber Herr Doktor.«

Er breitete die langen Arme aus, wohl um mir zu verdeutlichen, wie voll umfänglich er sich mir anzuvertrauen gedachte. »Machen Sie mit mir, was Sie für notwendig erachten.«

Er berührte mich sanft am Arm, eine Geste, die vermutlich Bestandteil des Lehrkatalogs *Diplomatie und internationale Beziehungen für Mitarbeiter und Mitarbeiterinnen des Auswärtigen Amtes* ist.

Ziemlich verdattert geleitete ich ihn zum Behandlungsstuhl, auf den er seine dürren Knochen ächzend, aber weiterhin zuvorkommend lächelnd hievte.

Im Hintergrund stand unverändert und unbeweglich der freundliche Bär neben der Tür und blickte aus dem Fenster. Vielleicht hielt er Ausschau nach möglichen Attentätern, die auf den Flachdächern der umliegenden Hochhäuser auf ihre Chance lauerten, seinen Chef umzunieten.

Während ich Van Wölden untersuchte, überlegte ich angestrengt, ob ich es hier mit dem Lockvogel der *Versteckten Kamera* oder tatsächlich mit einem hochrangigen Berliner Außenpolitiker zu tun hatte.

Aber warum dann im Trainingsanzug, noch dazu im Proletensondermodell »Werder Bremen 1985«? Wollte er vielleicht nicht erkannt werden und hatte zwar zur Tarnung diesen scheußlichen Anzug, aber keine passenden Sportschuhe im Schrank gefunden?

Oder fürchtete er, dass bei all dem Blut- und Eitergespritze im Zuge eines Zahnarztbesuches sein feiner Berliner Zwirn leiden würde? Sollte ich ihn einfach fragen? Etwa so: »Herr Van Wölden, seit wann kombiniert man im Auswärtigen Amt eigentlich Hartz-IV-Trainingsanzüge mit Lloyd Slippern?«

Oder: »Sagen Sie, müssen Sie jetzt Joschkas alte Sportanzüge auftragen, weil der durch sein Jogging 40 Kilo abgenommen hat und zweimal reinpasst? Ist der Bundeshaushalt tatsächlich schon so klamm?«

Nein. Den Zeitpunkt, meinem Erstaunen über den Auftritt dieses Duos Ausdruck zu verleihen, hatte ich inzwischen verpasst. Jetzt war ich gezwungen, so zu tun, als wäre die Situation in meinen Augen ganz plausibel. Ich gab also den unbeeindruckten Profi, bei dem täglich die Prominenz auf dem Stuhl liegt, und machte mich ans Werk.

Van Wöldens Mundinneres entsprach dann durchaus dem, was man bei einem Beamten im gehobenen Dienst erwarten durfte. Inlays aus sattgelb glänzendem Degussagold von einem Ohr bis zum anderen.

Wie war der Mann eigentlich versichert? Darauf hatte ich noch gar nicht geachtet. Unter dem Vorwand, etwas im Befund eintragen zu müssen, linste ich in der Karteikarte nach dem Versichertenstatus. Privat. Okay. AOK wäre jetzt auch wirklich verdächtig gewesen, hätte aber wiederum zu dem verschrobenen Gesamtbild gepasst.

Wie sich herausstellte, waren vier der Goldstückchen im Munde Van Wöldens defekt, sodass Karius und Baktus mittlerweile eine wilde Orgie unter dem Edelmetall feierten. Ich erklärte ihm, dass wir diese vier Inlays nach entsprechender Vorbehandlung der Zähne durch Keramikkronen ersetzen müssten.

»Tun Sie, was Sie nicht lassen können«, tönte Van Wölden, »aber tun Sie es so, wie Sie es bei Ihrer Frau tun würden.«

Was genau er damit meinte, blieb unausgesprochen im Raum schweben. Ich nahm jedoch an, dass er zum Ausdruck bringen wollte, Geld solle hierbei keine Rolle spielen.

»Wir schicken Ihnen einen Kostenvoranschlag für Ihre Versicherung«, erklärte ich, »sollten dazu Fragen entstehen …«

»Ach was«, unterbrach er mich, »verschonen Sie mich mit dem ollen Papierkram. Davon habe ich schon genug, glauben Sie mir. Wir legen los, wann immer Sie Zeit haben.«

»Nun ja, dieser olle Papierkram ist für uns leider Pflicht«, erwiderte ich etwas säuerlich, »so läuft das in Deutschland nun mal. Dank Ihrer lieben Kollegen im Gesundheitsministerium. Sie können ja dort mal auf dem kurzen Dienstweg anfragen, ob sich da was beschleunigen ließe.«

Van Wölden stemmte sich ächzend aus dem Stuhl. »Das Gesundheitsressort liegt bei den Sozis«, brummte er, »also noch Fragen dazu? Aber schon gut, Doktor, machen Sie das, was Sie für richtig halten.«

Er wedelte mit der Hand in Richtung seines Bodyguards, was dieser als Zeichen zum Aufbruch interpretierte und die Tür zum Flur öffnete.

»Ich brauche Sie beim nächsten Mal für mindestens zweieinhalb Stunden«, erklärte ich, »wir haben eine Menge zu tun.«

»Meine Sekretärin wird einen Termin mit Ihnen vereinbaren.«

Mit seinem festen Händedruck verabschiedete sich Van Wölden, und ich war mir sicher, den Mann nie wiederzusehen.

Wenige Wochen später standen beide Figuren wieder in meinem Behandlungszimmer. Van Wölden trug den gleichen Trainingsanzug, die gleichen Businessschuhe und das gleiche professionelle Lächeln im Gesicht. Der dunkle Audi A8 parkte, wie gehabt, direkt im Parkverbot vor dem Haus.

»Legen Sie los, Doktor«, rief er, während er sich in den Stuhl wuchtete, »bis Ende des Monats müssen wir fertig sein. Das Ausland ruft.«

Raschelnd rutschte er auf dem Polster hin und her, bis er eine ihm angenehme Liegeposition gefunden zu haben schien, und sperrte den Mund auf. Der namenlose Personenschützer setzte sich wortlos auf den Besucherstuhl und gönnte sich eine Zeitungslektüre.

Nach gut zwei Stunden, in denen Van Wölden keinen Pieps von sich gegeben hatte, beendeten wir die Sitzung, und ich schlug vor, möglichst bald einen Termin für das Abschleifen und Abformen der vier Zähne zu vereinbaren.

»Mit Ihrer Krankenversicherung alles geklärt?«, erkundigte ich mich noch beiläufig während des Herunterfahrens des Stuhls.

»Ja, ja, selbstverständlich. Lassen Sie uns zügig weitermachen. Morgen?«

»Oh. Das dürfte schwierig werden«, antwortete ich überrascht, »so kurzfristig. Ein bis zwei Stunden werden wir schon noch einmal benötigen.« Ich machte eine entschuldigende Geste nach dem Motto: Ich würde ja gerne, aber diese lästigen anderen Patienten.

Van Wölden sah mich an. In seinen Augen erkannte ich eine Mischung aus Enttäuschung und der Aufforderung, meine Antwort doch noch einmal zu überdenken. Es war vermutlich der gleiche Blick, mit dem er seine halbseidenen arabischen und sonstigen Verhandlungspartner bei den Waffenlieferungsabkommen der Bundesregierung erweichte, doch noch ein halbes Dutzend Panzer mehr zu kaufen.

Ich überlegte. Wenn er mir jetzt absprang, würde mir gutes Geld durch die Lappen gehen. Zumal ich gedachte, den Honorarsatz durchaus der ungewöhnlichen Situation anzupassen. Schließlich handelte es sich hier um eine Behandlung unter zeitlichem und psychischem Druck. Denn wer arbeitet schon stressfrei, wenn ihm der schrankförmige Bodyguard des Patienten sprichwörtlich im Nacken sitzt.

»Lassen Sie uns mal schauen«, schlug ich also vor, »ob wir Sie vielleicht doch irgendwie in den nächsten Tagen unterbringen können.«

Zu dritt schritten wir zur Rezeption. Das flattrige Rauschen der Ballonseide und die schweren Schritte des freundlichen Bären erfüllten den schmalen Gang. Vor der Rezeption tummelten sich mehrere wartende Patienten. Ich beugte mich zu der telefonierenden Brigitte herunter und raunte ihr ins Ohr: »Termin. Morgen. Dringend.«

Brigitte hielt eine Hand über den Hörer und fragte in normaler Lautstärke, sodass sich uns mehrere interessierte Köpfe zuwandten: »Einen Termin? Morgen? Witzig! Wie lange denn?« Dafür, dass sie nicht auch »ja gehts denn noch?« gerufen hatte, musste ich meiner Mitarbeiterin wohl dankbar sein.

»Gute Stunde oder besser zwei«, flüsterte ich und versuchte ihr durch einen strengen Blick klarzumachen, dass sie leiser sprechen solle. Denn aus Erfahrung weiß ich, dass Patienten auf wenige Dinge ähnlich allergisch reagieren wie den Verdacht, bei der Terminvergabe übervorteilt zu werden. Erst will nämlich niemand etwas mit mir zu tun haben, aber wehe jemand anderes bekommt schneller einen Termin.

Patienten: Eine unerforschte rätselhafte Spezies.

Genervt verdrehte Brigitte die Augen. Dann blätterte sie lautstark in ihrem großformatigen Terminbuch hin und her, stöhnte leise, aber vernehmlich, blätterte wieder zurück, sah mich fragend an. Dann stellte sie zufrieden fest: »Alles voll.«

Mitarbeiterinnen, seufzte ich innerlich, so nah und doch so fern. Ich zog das Terminbuch unter Brigittes Händen weg zu mir herüber. Allerdings musste ich schnell eingestehen, dass tatsächlich keine nennenswerte Lücke im Terminplan der folgenden Tage zu erkennen war.

»Rufen Sie die Familie da an«, ich klopfte auf die Neun-Uhr-Spalte, »die zwei dahinter auch gleich und verschieben Sie alles auf nächste Woche. Sagen Sie, ich sei krank.«

Ohne Brigittes Protest abzuwarten, erhob ich mich und ging zu Van Wölden, der etwas abseits von den gewöhnlichen, neugierig guckenden Patienten stand.

»Morgen, neun Uhr. Weil Sie es sind«, sagte ich mit gedämpfter Stimme.

Van Wölden belohnte mich mit seinem bei zahllosen internationalen Krisengipfeln erprobten Diplomatenlächeln.

Am folgenden Tag stand der dunkle Audi überpünktlich vor der Praxis. Strafmandate für unzulässiges Parken schienen bei diesem Mann keinen erzieherischen Erfolg zu haben. Oder schützte ihn sein Diplomatenstatus vor dem Ordnungsamt? Man sollte mal einen Blick auf das Autokennzeichen werfen, überlegte ich, war aber zu faul, die sieben Stockwerke nach unten zu fahren, um nachzusehen.

Wenig später blickte ich auf eine mir bereits vertraute Landschaft aus grün-lila Ballonseide. Die blitzblanken Lederslipper lässig übereinandergeschlagen, lag Van Wölden bereit für zwei weitere Stunden Zahnbehandlung. Aber wo war der Personenschützer?

»Im Fahrzeug«, erklärte Van Wölden, »legen Sie los, wir wollen es hinter uns bringen.«

Mit vier sehr ansehnlichen provisorischen Kronen im Mund und einem Termin zum Einsetzen der definitiven Kronen in der Tasche verließ der Patient gegen frühen Mittag die Praxis, allerdings erst nachdem er seinen breitschultrigen Begleiter per Handy über sein Kommen informiert hatte. Vom Balkon unserer Kaffeeküche aus konnten wir beobachten, wie dem Trainingsanzug die hintere Wagentür aufgehalten wurde und der Audi kurz darauf mit überhöhter Geschwindigkeit davonschoss. Fehlte wirklich nur das Blaulicht.

Das war das letzte Mal, dass ich Van Wölden und sein sportlich-modisches Erscheinungsbild zu Gesicht bekommen habe. Denn zu dem vereinbarten Einsetztermin ist er nie erschienen. Die Versuche, ihn unter seiner angegebenen Handynummer zu erreichen, führten lediglich zu der Auskunft, dass der gewünschte Teilnehmer nicht erreichbar sei. Eine Festnetznummer war nicht zu ermitteln.

So saß ich auf vier hübschen Kronen sowie einer ansehnlichen unbeglichenen Privatrechnung und verfluchte mich dafür, auf eine theaterreife Vorstellung hereingefallen zu sein. Allerdings war mir nicht klar, was Van Wölden, oder wie immer er auch hieß, ohne die Kronen für einen Nutzen aus der Geschichte ziehen konnte.

Etwa drei Wochen später wurde die Sache dann noch undurchsichtiger. Brigitte kam aufgeregt in das Behandlungszimmer gestürmt und flüsterte mir ins Ohr, Van Wölden wolle mich am Telefon sprechen. Jetzt!

Um ihn ein bisschen zu ärgern, sagte ich Brigitte, sie solle ihm ausrichten, ich könne im Augenblick unmöglich telefonieren, er möge in einer halben Stunde noch einmal anrufen. Exakt dreißig Minuten später klingelte es.

»Mein lieber Doktor«, tönte es mir aus dem Hörer entgegen, »tut mir ungeheuer leid, Sie neulich versetzt zu haben«, es knackte und rauschte im Telefon und für einen kurzen Moment überlegte ich, ob die Übertragungsstörungen durch Van Wöldens Polyesteranzug hervorgerufen werden konnten.

»Ich war leider verhindert«, hörte ich ihn undeutlich sagen, »musste kurzfristig ins Ausland.«

»Das Ausfallhonorar werde ich Ihnen auf die Rechnung setzen«, antwortete ich kühl.

»Natürlich, selbstverständlich, lieber Herr Doktor. Das machen Sie. Ich melde mich in Kürze.«

Dann war die Verbindung unterbrochen. Weitere zwei Wochen geschah nichts, bis Van Wölden erneut anrief.

In Gedanken hatte ich mir in der Zwischenzeit immer wieder ausgemalt, wie ich dem Kerl beim nächsten Telefonat mit Anwalt und Polizei drohen würde. Dass ich ihm seine provisorischen Kronen mit einem speziellen Kleber befestigt hätte, wollte ich ihm in gehässigem Ton mitteilen, einem Kleber, der nach einigen Wochen beginnt, den Zahn anzugreifen, und scheußliche Schmerzen verursacht. Speziell entwickelt für Patienten, die sich ohne zu zahlen aus dem Staub machen. Oder noch besser: Ich hätte ihm kleine Minisprengkapseln in die Aufbaufüllungen eingearbeitet, klitzekleine Silvesterknaller, von der Sorte, die nur »Pfffft« macht, wenn man sie zündet. Mit dem Unterschied, dass meine Knaller anstatt der Lunte eine Fernzündung besäßen und sich das »Pffft«, wenn es direkt im Zahn stattfindet, anfühlt, als habe man auf eine Tretmine gebissen. Mit Tretminen kennen Sie sich ja vermutlich aus in Ihrem Job, nicht wahr, Herr Van Wölden, wollte ich ihn anschreien, solche Sachen vermittelt ihr ja gerne in die Krisenregionen, stimmts? Oder arbeiten Sie vielleicht doch gar nicht so viel im Auswärtigen, hm? Vielleicht mehr in der Abteilung Lug und Trug?!

Aber da war ja immer noch die Ungewissheit, ob es sich bei Van Wölden nicht vielleicht doch um einen hohen Berliner Beamten handelte. Was würde geschehen, wenn ich einem Vertrauten Joschka Fischers mit Zahnbomben drohen würde? Vermutlich ließen sich noch in derselben Nacht mehrere Mitglieder einer sehr schnellen, sehr geheimen Eingreiftruppe lautlos an Seilen über das Dach in unsere Schlafzimmer gleiten, um mich und den Rest der Familie zu kidnappen, einen Hausbrand vorzutäuschen und uns für immer in einem Gefängnisbunker in den verlassenen Weiten der Uckermark verschwinden zu lassen.

Daher beschloss ich, während ich zum Hörer griff, um das Gespräch mit Van Wölden entgegenzunehmen, ihm noch eine letzte Gelegenheit zu geben, eine plausible Erklärung für sein sonderbares Verhalten zu präsentieren.

»Herr Doktor«, vernahm ich die mir mittlerweile so vertraute Stimme mit dem unterschwelligen Kölner Singsang, »ich muss mich schon wieder bei Ihnen entschuldigen.«

»Herr Van Wölden«, unterbrach ich ihn, »wenn Sie Ihre Kronen nicht wollen, baue ich sie eben bei jemand anderem ein. Bezahlen müssen Sie sie aber in jedem Fall.«

»Sie haben allen Grund, verärgert zu sein, mein lieber Doktor, habe vollstes Verständnis für Ihren Unmut.«

»Aber?«

Er zögerte einige Sekunden mit der Antwort, während ich im Hintergrund das Tuten eines Schiffes zu hören glaubte.

»Nun … also, es gibt Probleme.«

»Was für Probleme?«

»Ich, wie soll ich es Ihnen erklären, ich kann im Moment nicht zu Ihnen kommen.«

»Wo sind Sie denn, auf einem Schiff?«

»Ja in der Tat. Mehr kann ich Ihnen dazu leider nicht sagen. Nur so viel: Die Einreise nach Deutschland ist mir bis auf Weiteres nicht möglich.«

»Wie bitte? Wurden Sie entführt?«

Im selben Moment wurde mir klar, dass er in diesem Falle wohl kaum bei seinen Entführern um ein Gespräch mit seinem Zahnarzt gebeten hätte.

»Nein, nein«, lachte Van Wölden etwas gequält, »ich musste mich vorübergehend, nennen wir es: absetzen.«

»Sie sind gar nicht die rechte Hand des Außenministers und auch nicht seine linke«, stellte ich fest, »wer zum Kuckuck sind Sie? Was soll das ganze Theater?«

»Das tut jetzt nichts zur Sache, lieber Doktor. Ich benötige meine Kronen, Sie wollen Ihr Geld. Ich werde Ihnen in Kürze die Adresse eines Ihrer Kollegen zukommen lassen und möchte Sie bitten, die Kronen dorthin zu verschicken.«

»Mein lieber Herr Van Wölden, ich nenne Sie jetzt mal der Einfachheit halber weiterhin so. Bevor ich Ihnen, der Sie offenbar auf der Fahndungsliste des Deutschen Grenzschutzes stehen, irgendetwas schicke, transferieren Sie mir zunächst einmal, Moment, ich hab die Rechnung hier liegen, 6.312 Euro und 60 Cent auf mein Konto. Haben Sie was zu schreiben, dann diktiere ich Ihnen die dazugehörigen Bankdaten.«

Als ich aufgelegt hatte, war ich gleichermaßen stolz wie beschämt über mich selbst. Ich war auf einen Betrüger in Ballonseide hereingefallen. So dämlich musste man erst mal sein.

Aber immerhin hatte ich dem Kerl jetzt ordentlich den Marsch geblasen.

Fünf Tage später wurde ein Einschreiben abgegeben, in dem sich Travellerschecks von American Express im Wert von 6.350 Euro sowie die Anschrift eines Zahnarztes auf der spanischen Baleareninsel Ibiza befanden. Die Schecks wurden nach einigem Hin und Her seitens der Bank eingelöst, nicht ohne mich dahin gehend zu belehren, dass diese Form des Zahlungsverkehrs nur noch bis Jahresende akzeptiert würde.

Daraufhin tüteten wir die Kronen gut gepolstert ein und schickten sie an das »gabinete dentista« eines Doctor Ortiz im Urlaubsparadies der Hippen und Schönen. Von dort aus, so vielleicht die Überlegungen Van Wöldens, wäre es ein Katzensprung nach Nordafrika, falls auch Europol ein Auge auf den Mann im Trainingsanzug werfen sollte.

Die Sache schien für mich erledigt. War sie aber nicht. Eine sichtlich genervte Brigitte stand, einige Tage nachdem wir das Päckchen gen Süden geschickt hatten, in meinem Büro und drückte mir das Telefon mit den Worten »Der Steuerflüchtling will Sie sprechen« in die Hand.

»Doktor!«, hörte ich einen ziemlich verzweifelten Van Wölden rufen. »Die Kronen passen überhaupt nicht. Der Arzt hier ist hilflos, weil er nicht weiß, was er machen soll. Wenn ich ihn richtig verstehe, behauptet er, meine Zähne seien gar nicht beschliffen.«

Im Hintergrund hörte ich spanisch klingendes Geplapper und das Geräusch von Turbinen.

»Hat er die Provisorien entfernt?«, fragte ich.

»Die was?«

»Die provisorischen Kronen. Auf den vier Zähnen sind zahnfarbene Kunststoffkronen, laborgefertigt, sehen ziemlich echt aus, waren übrigens auch teuer, die müssen entfernt werden, bevor die definitiven Kronen aufgesetzt werden können.«

Ich hörte Van Wölden etwas auf Spanisch sagen. Dann Schweigen. Dann Van Wöldens Stimme sehr laut: »Dieser ibizänkische Volltrottel scheint noch nie etwas von provisorischen Kronen gehört zu haben. Ich hätte doch zu einem der deutschen Ärzte gehen sollen.« Es folgte eine Reihe deftiger Flüche in kölscher Mundart. Dann war die Verbindung beendet. Ich habe nie mehr etwas von dem Mann gehört.

Und nun steht er plötzlich wieder in meiner Praxis? Ich spüre, wie mir der Schweiß ausbricht. Die gleiche hagere Figur, der grau melierte Haarkranz. Und vor allen Dingen: dieser Trainingsanzug!

Der Mann dreht sich zur Seite und hustet in seine vorgehaltene Hand. Die dunkle Stimme. Dann nimmt er die Hand weg ...

Er ist es nicht! Völlig anderes Gesicht. Keine Geiernase. Außerdem trägt jener hier eine Brille mit flaschenbodendicken Gläsern, und: Er hat Sportschuhe an den Füßen.

Erleichtert atme ich aus, trete aus dem Dunkel des Röntgenraums, tue so, als betrachte ich konzentriert eine eben entwickelte Aufnahme, und eile zum Behandlungszimmer eins.

Herr K. sitzt vertieft in die Lektüre einer aktuellen Ausgabe der Zeitschrift *Auto, Motor und Sport* im Behandlungsstuhl. Die OP-Leuchte hat er sich zur Leselampe umfunktioniert, eine halb leere Tasse Kaffee steht vor ihm auf dem schwenkbaren Behandlungstisch, das Döschen Kaffeesahne daneben. Fehlt eigentlich nur das Stück Schwarzwälder Kirschtorte.

Gut gemacht, Brigitte, denke ich, denn Herr K. macht einen friedlichen Eindruck und scheint regelrecht enttäuscht darüber zu sein, von mir gestört zu werden.

Ohne viele Worte zu verlieren, lasse ich Herrn K. zurück in die halb liegende, am Stuhl einprogrammierte Position »Unterkiefer« fahren. Widerwillig legt der Patient die Zeitschrift auf seinem Bauch ab. Ich kann erkennen, dass er sich bis eben mit der alles entscheidenden Frage »Mercedes oder BMW – welcher Kombi hat mehr Bumms?« befasst hat. Unwillkürlich muss ich daran denken, ob Babs wohl mit ihrem eigenen Auto unterwegs an die Ostsee ist, immerhin meinem Geburtstagsgeschenk für sie im vergangenen Jahr. Da hatte ich ihr, wie in einer Kinofilmszene, einen mit Schleife umwickelten Audi A1 in Zweifarbenlackierung, Eierschalengelb mit bordeauxrotem Dach, vor das Haus gestellt. Die Fahrzeugpapiere, die ich im Lokalteil der Morgenzeitung versteckt hatte, waren ihr auf das Marmeladenbrötchen gerutscht. Die hellroten Flecken auf dem Fahrzeugschein, die sie lachend versucht hatte, sauber zu wischen, sehen seither aus wie ein Kussmund.

Und jetzt küsst sie dieses vegane Jüngelchen! Vielleicht hilft sie ihm auch schon aus seinen Fair-trade-Klamotten. Bei dieser Vorstellung verkrampft sich mein Magen. Wie um alles in der Welt kann sie mir das antun? Verdammte Emanzipation! Fünfzig Jahre früher hätte ich leben müssen, da waren die Rollen noch klar verteilt, und alle wussten, woran sie sich zu halten hatten.

Das Husten von Irina reißt mich aus meinen Gedanken. Ich habe gar nicht bemerkt, wie unsere Auszubildende den Raum betreten hat. Ich dachte, die sei krank. Wie lange steht sie wohl schon mit dem Sauger in der Hand so da und wartet darauf, dass es losgeht? Ich muss mich endlich zusammenreißen, ermahne ich mich selbst, damit dieser chaotische Vormittag noch ein vernünftiges Ende nehmen kann.

Gerade als ich den Bohrer an Herrn K.s Zahn ansetze, öffnet Brigitte die Zimmertür und teilt mir im Flüsterton mit, meine Tochter sei am Telefon.

»Tut mir leid«, teile ich dem Patienten mit, »aber das ist wirklich dringend und geht auch ganz schnell. Bin sofort wieder bei Ihnen.«

Im Hinausgehen sehe ich, wie sich Herr K. sofort wieder seiner Lektüre zuwendet und nach der Kaffeetasse greift.

»Hallo Mareike!« Ich versuche, fröhlich zu klingen, höre aber selber, wie schlecht mir das gelingt.

»Hey Paps.«

»Ja also, danke, dass du zurückrufst. Ich hoffe, du sitzt nicht mehr auf dem Fahrrad«, ich muss mich räuspern, »wie gesagt, wegen Mama, sie ist weggefahren, und ich weiß einfach nicht, was ich davon halten soll.«

Nachdem Mareike nichts erwidert, rede ich weiter: »Ich glaube, dass sie, dass es da jemanden, also ... kannst du dir vorstellen, dass Mama einen ... Freund hat?«

Jetzt ist es ausgesprochen. Der Verdacht steht ab sofort unverrückbar in der Welt.

Das Schweigen am anderen Ende beginnt in meinem Kopf zu dröhnen.

»Also, Paps«, ich höre meine Tochter geräuschvoll ausatmen, »es ist eigentlich nicht mein Job, dir das zu sagen, aber da mich Mama darum gebeten hat …«

»Sie hat dich worum gebeten? Hast du etwa mit ihr gesprochen?«

»Ja, habe ich. Wir haben eben telefoniert.«

»Wo ist sie«, rufe ich viel zu laut.

»Sie nimmt sich eine Auszeit. So hat sie es zumindest genannt. Sie möchte …«

»Eine Auszeit? Was soll das denn jetzt heißen? Eine Auszeit! Und nach der Auszeit kommt dann die Trennungszeit?«

»Hör mir jetzt mal zu, Paps, und unterbrich mich nicht ständig. Glaubst du, mir macht das Spaß, hier zwischen den Fronten zu vermitteln?«

»Fronten! Ich bin keine Front, ich sitze hier ganz friedlich beim Arbeiten und erfahre aus heiterem Himmel, dass meine Frau das Ende unserer Ehe einläutet.«

»Halt doch jetzt mal die Luft an und hör einfach zu. Sonst lege ich auf«, fährt mich meine Tochter an.

Ich will protestieren, ihr klarmachen, dass sie in diesem Ton nicht mit ihrem Vater zu reden habe. Aber ich schlucke meine Entrüstung herunter und höre zu, schließlich brauche ich Informationen von Mareike und nicht umgekehrt.

»Mit Mama und dir, das läuft ja nun schon seit Längerem ganz schön unrund. Ihr habt euch wohl auseinandergelebt. Mama hat sich verändert. Weiterentwickelt. Du eher weniger. Außerdem hat sie dir das nie verziehen, deine bescheuerte Affäre. Und ich übrigens auch nicht. Und jetzt hat sie sich, wie es aussieht, einen Freund genommen. Pech für dich, okay? Gleiches Recht für alle, da kannst du dich kaum beschweren. Mir kann es ja jetzt eigentlich egal sein, ich bin raus, aber wenn ich dir einen guten Rat geben soll, dann halt die Füße still und warte ab, was passiert. Vielleicht hast du Glück und sie will sich nur ein bisschen rächen. Nicht, dass ich unbedingt der Meinung bin, dass du es verdient hättest, aber möglicherweise tobt sie sich jetzt einmal aus und danach könnt ihr neu anfangen. Ein Reset sozusagen. Vielleicht aber auch nicht. Keine Ahnung. Warum soll ich mich eigentlich jetzt um eure Probleme kümmern? Kannst du mir das mal verraten? Ich mische mich da nicht mehr ein. Du hast achtzehn Jahre lang nicht mit mir geredet, willst du jetzt damit anfangen, weil dir deine Frau wegläuft? Ne, so funktioniert das nicht, lieber Vater. Ich bin keine deiner Patientinnen, der du sagst, wann sie den Mund auf und zu zu machen hat.«

Für mehrere, sehr lange Sekunden sagen wir beide nichts.

»Seit wann weißt du von … also von damals?«, ist schließlich das Einzige, was mir einfällt.

»Du meinst deine peinliche Affäre?«

»Ja.«

»Seit sie so grandios aufgeflogen ist. Ich war zwar erst dreizehn damals, aber dass das eine der superbescheuertsten Aktionen aller Zeiten war, habe ich trotzdem begriffen. Oder siehst du das anders?«

»Nein«, antworte ich zerknirscht und überlege, ob es etwas Unangenehmeres geben kann, als von seiner Tochter an den eigenen Seitensprung erinnert zu werden. Schlagartig sind die Bilder wieder da, Bilder, die ich glaubte erfolgreich in irgendwelchen schwer zugänglichen Windungen meines Gehirns abgelegt zu haben:

Ich lernte Eva vor etwa fünf Jahren bei einem Einladungsgolfturnier kennen. Es war erst meine zweite Golfsaison. Ohne Babs natürlich, denn die will von dem Sport nichts wissen. Sie nennt es ein »Hobby für elitäre Schnösel, die für Tennis zu alt und den Reitsport zu arm sind«.

Bei diesem Turnier wurden die Gruppen aus Mitgliedern unseres Clubs und Gästen umliegender Vereine zusammengelost. Immer zwei Frauen und zwei Männer. In meiner Gruppe kannte ich lediglich den Kollegen Hausmann. Als ich dessen Namen neben meinem auf der ausgehängten Liste mit den Spielgruppen im Klubhaus hängen sah, wäre ich an jenem trüben Herbstsamstag beinahe gleich wieder nach Hause gefahren. Ausgerechnet Hausmann, der Idiot. Aber gerade als ich mich unauffällig aus dem Gebäude entfernen wollte, hörte ich Hausmanns heisere Stimme: »Mensch, der Herr Kollege! Wir zwei Hübschen in einer Gruppe«, er schlug mir mit der Hand auf den Rücken, »da können sich unsere beiden Damen aber glücklich schätzen, was?«

»Und wie«, ich zwang mich zu einem verschwörerischen Lächeln. Wir schüttelten uns ausgiebig die Hand, so als seien wir die dicksten Golfkumpel, worauf mich Hausmann mit den Worten »Dann wollen wir uns die Ladys mal ansehen« zurück in das Clubhaus schob.

Dort standen bereits jede Menge Leute in den unausweichlichen karierten Golfhosen und den farblich darauf abgestimmten Polohemden herum. Blondierte Toupierte und Haarlose fachsimpelten durcheinander, vereint in dem Wissen, den besseren Teil der Gesellschaft darzustellen. Wir gesellten uns hinzu und bekamen erklärt, dass es sich bei diesem Turnier um eine Sonderspielform, den Vierer, handelte. Hierbei spielen jeweils zwei gegen zwei, aber jede Partei nur mit einem Ball. Ich überlegte noch, wohin ich wohl fliehen könnte, wenn ich mir jetzt noch mit dem Kollegen Hausmann den Ball würde teilen müssen, als die Spielleitung bekannt gab, dass immer ein Mann und eine nach Möglichkeit spielstärkere Frau ein Team bilden sollten. Namen und Startzeiten wurden verlesen. Hausmann und ich sowie die uns beiden unbekannten Damen namens Brand und Vorstetter-Schminkle waren gleich als zweite Gruppe dran, sodass wir uns beeilen mussten, in die Golfschuhe zu kommen, um rechtzeitig am Start zu erscheinen.

Hausmann ließ es sich nicht nehmen, mir auf dem Weg zur Anlage zuzuraunen: »Die Hübschere kriege ich, einverstanden,

Kollege, schließlich fahre ich auch das dickere Auto.« Dabei deutete er mit seinem roten Golfhandschuh auf einen der mehrfach auf dem Parkplatz vertretenen SUVs einer Zuffenhausener Autoschmiede.

»Denn wenn ich das richtig sehe«, fuhr er grinsend fort, »schleichen Sie noch mit dem Vorgängermodell herum. Der hat ja gerade mal«, er tat, als müsse er überlegen, »380 Rösser?«

»400«, korrigierte ich ihn.

»Ah, der nach dem Facelift. Trotzdem etwas schwindsüchtig gegen meine 520 PS, oder?«

»Da sind, glaube ich, unsere Damen«, unterbrach ich ihn und zeigte auf zwei Dehnübungen absolvierende Frauen vor uns.

»Oha!«, rief Hausmann so laut, dass die beiden synchron die Köpfe wendeten.

»Lecker, vor allem die Linke«, raunte er mir zu und schritt mit ausgebreiteten Armen in Richtung der zusehends verdutzt dreinblickenden Damen.

»Doktor Hausmann. Doktor Karl Hausmann. Also Karl«, trompetete er heraus und hielt unseren Golfpartnerinnen die Hand hin.

»Eva Brand.«

»Kerschtin Vorschtetter-Schminkle.«

Ich schüttelte ebenfalls beiden die Hand und musste feststellen, dass Frau Vorstetter-Schminkle den Händedruck eines Zimmermanns hatte. Überhaupt zeigte sie bei näherer Betrachtung die Statur einer Triathletin. Allerdings schien für diese Frau nicht nur »Fett« ein Fremdwort zu sein, sondern auch »Hochdeutsch«.

»So, jätzat simmo au glei dro«, sagte sie in feinstem Oberschwäbisch, »i han mi grod scho schlau gmacht, mir zwoi spielet zemme«, sie deutete auf mich, »weil du häsch ä Händikäp über 30, dessetwägä kommscht du zu mir, denn tut däs passä.«

Ich spürte den Ellenbogen vom Kollegen Hausmann in der Rippengegend, als er sich an mir vorbeidrängte und Eva die Hand auf die Schulter legte. Die Schamesröte schoss mir ins Gesicht, als er tatsächlich »na dann wollen wir mal zum Einlochen schreiten« zu ihr sagte.

Da Kerstin Vorstetter-Schminkle und ich aufgrund meines schlechten Handicaps auf dem Papier das schwächere Team darstellten (Hausmann, der Vollidiot, hatte tatsächlich Handicap 20, Eva 32 und meine Partnerin irgendwas im 10er-Bereich), eröffneten wir die Partie, und zwar mit meinem Abschlag.

Von sechs Augenpaaren beobachtet, geschah, was geschehen musste. Ich griff zu meinem »fat lady« genannten Driver, einem »echten long distance hitter«, wie der Verkäufer angemerkt hatte, mit dem ich so gut wie nie geübt und noch seltener getroffen hatte, und verzog prompt spektakulär. Anstatt steil und gerade in die Luft zu steigen, sirrte mein Ball wenige Meter oberhalb der Grasnarbe in einer sich zunehmend krümmenden Linkskurve in das ungemähte Rough, wo er zischend verschwand.

»Rechte Schulter zu früh reingedreht, in der Hüfte steif wie ein alter Bock«, bemerkte Hausmann und grinste. »Zeig dem Kollegen mal, was eine lockere Hüfte ist, Evchen.«

Evchen? Der Kerl schreckte wirklich vor gar nichts zurück.

Ungerührt der Hausmann'schen Anzüglichkeiten steckte Eva ihr Tee in den Boden, legte den Ball darauf und nahm ihre Abschlagposition ein, während wir anderen auf ihren kleinen festen, nur von dünnem Baumwollstoff umschmeichelten Po starrten. Hausmann musste in die Stille vor dem Schlag hinein zweimal laut schlucken, dann flog der Ball etwas flatterig, aber deutlich besser als meiner, Richtung erstes Grün.

»Bingo«, rief Hausmann, »ein Zuckerschlägchen!« Er machte Anstalten, Eva auf die Wange zu küssen, doch die erkannte die Gefahr rechtzeitig und bückte sich nach ihrem Tee, sodass Hausmann für eine Sekunde vorgebeugt mit Kussmund im Grünen herumstand.

Kerstin war derweil schon losgespurtet und rief alsbald: »Hab ihn scho! Liegt gar net so schlecht.«

Tatsächlich war unser Ball in beinahe knietiefem Unkraut versunken. Kerstin griff sich einen Schläger und drosch den Ball zusammen mit einem Quadratmeter Erdreich sauber zurück auf die Bahn.

»Respekt«, brummte Hausmann, »ganz schöner Wumms. Sie machen wohl viel Sport, Gnädigste?«

»Siebekampf. Schwäbsche Viezemeustrin von achtäneinzg.«

»Meine Frau macht modernen Dreikampf: Backen, Bügeln, Bumsen«, Hausmann brüllte vor Lachen.

Den Rest der Runde sprach daraufhin niemand mehr mit ihm, sosehr er sich auch bemühte.

Kerstin gewann für uns die Partie, und ich verliebte mich in Eva.

Über das Sekretariat des Golfclubs besorgte ich mir noch am gleichen Tag ihre Telefonnummer und rief sie wenige Tage später an. Wie es sich herausstellte, lebte sie 30 Kilometer entfernt, frisch getrennt und kinderlos, von Beruf Physiotherapeutin. Wir verabredeten uns zum Golf auf neutralem Terrain, anschließend gingen wir in ein Hotel und verließen das Bett den restlichen Tag nicht mehr. Babs hatte ich erzählt, ich sei auf einer Zahnärztefortbildung mit kombiniertem Golfprogramm, was also nur zur Hälfte gelogen war.

Das ging drei Monate so. Es war eine herrliche Zeit, aber auch anstrengend, denn ständig war ich gezwungen, mir neue Ausreden für mein Fortbleiben auszudenken.

Und dann flog alles auf.

Weihnachten, das Fest der Liebe und Geschenke, stand vor der Tür. Und da die besten Geschenke jene sind, von denen beide Seiten profitieren, beschloss ich, meinen zwei Frauen etwas aus der sündhaft teuren Unterwäschekollektion der extrem angesagten Marke mit den halb nackten Engeln zu schenken. Nach eingehender Beratung durch die angenehm diskrete Fachverkäuferin (Push, Minimizer, T-Shirt Bras?) entschied ich mich für ein BH-Modell aus einem schwarz-roten Nichts, das zum Ausgleich dafür, dass es lediglich aus etwa drei Gramm Stoff zu bestehen schien, mit dem Preis eines vollständigen Herrenanzugs ausgezeichnet war. Das dazu passende, circa ein Gramm schwere Höschen kostete extra.

Da ich mich durchaus als Frauenversteher sehe, waren mir die Konfektionsgrößen sowohl meiner Ehefrau als auch meiner Freundin geläufig. So kaufte ich das Ensemble aus Brüsseler Spitze einmal in Größe 38, beziehungsweise 75C für Babs, und 36 beziehungsweise 70B für Eva. Mit den beiden äußerst reizenden Päckchen, nebst zwei getrennten Quittungen, verließ ich das Geschäft. Bezahlt hatte ich, wie eigentlich ständig während dieser wilden Zeit, in bar. Was also konnte schiefgehen?

Heiligabend kam. Die Schwiegereltern, gemeinsam mit Babs' Bruder Richard und Familie, hatten sich bei uns eingenistet. Richard bestand hartnäckig darauf, dass sein Name französisch auszusprechen sei. Stolz erzählte er allen, die es hören wollten, und leider auch jenen wie mir, die es nicht die Bohne interessierte, dass er seit nunmehr zwei Jahren für die französische Firma Alstom arbeitete. In deren Auftrag sollte er versuchen, eines der ältesten Kernkraftwerke der Welt, in Wyhl, nahe der deutschen Grenze, vor der Kernschmelze zu bewahren.

»Rischaaar« war eine Nervensäge ersten Ranges. Aber er wurde noch übertroffen von seinen völlig missratenen Zwillingen, Paul, »Poool« zu sprechen, und Lukas, alias »Lück«. Seine Frau Sandra hieß erstaunlicherweise einfach Sandra und zeichnete sich durch eine angenehme Unauffälligkeit aus.

An unserem, für meine Begriffe etwas mickrigen, ökozertifizierten Weihnachtsbaum brannten handgezogene Bienenwachskerzen aus artgerechter Haltung, also vom Weihnachtsbasar der Waldorfschule. Die Gans, die seit Stunden im Ofen schmorte, musste mit Blick auf die Rechnung ein erfüllteres und gesünderes Leben als Hildegard von Bingen geführt haben, und im offenen Kamin brannten heimelig knackend nachwachsende Rohstoffe aus der Region.

Als mein Schwiegervater schließlich gegen siebzehn Uhr seine Geige aus einer roten Kaschmirdecke wickelte, um gemeinsam mit

Babs am Klavier seinen Tenor singenden Sohn bei *Stille Nacht, heilige Nacht* beziehungsweise der französischen Variation *Douce nuit, sainte nuit* zu begleiten, war klar, dass dieses Weihnachten eine Herausforderung werden würde.

Aber erst beim Essen kam es zum Eklat.

»In Frankreich käme niemand auf die Idee, an Weihnachten einfach eine Gans in den Ofen zu schieben und mit ordinärem Rotkohl auf den Tisch zu stellen«, dozierte Rischaaar ungefragt. »Dort gibt es Gänseleber, foie gras genannt. Die Gänse werden ein viertel Jahr lang gemästet, indem ihnen mehrmals täglich eine Mischung aus Mais und Bier oder, je nach Region, Mais und Wein in den Magen gepumpt wird. Dadurch bekommen sie diese wunderbar zarte Fettleber, die zusammen mit Champagner das einzig akzeptable Weihnachtsgericht ergibt.«

Wir blickten betreten auf unser ordinäres deutsches Weihnachtsessen.

»Wir wollen auch lieber Gänseleber!«, riefen Poool und Lück im Chor, »das hier schmeckt gar nicht.«

»Na probiert doch erst mal«, versuchte Babs tapfer, etwas deutsch-französische Völkerverständigung herbeizuführen, »das ist eben das, was wir an Heiligabend traditionell essen. Wer möchte noch von der Kastanien-Apfel-Füllung?«

»Deutschland und Kochen«, ätzte Rischaaar, »das war schon immer die hoffnungslose Idee, mit einer Mehlschwitze eine Sauce béarnaise zu kopieren. Wenn du einem Franzosen ein deutsches Schnitzel mit Kartoffeln vorsetzt, tritt der augenblicklich in den Hungerstreik. Und das will was heißen. Oder diese fiese deutsche Wurst …«

»Wenn du mich in ein französisches Auto setzt, steige ich aus und gehe zu Fuß«, unterbrach ich ihn zornig, »und zwar ganz schnell zurück über die Grenze nach Deutschland. Dahin, wo die Kernkraftwerke sicher sind, weil die Ingenieure nicht schon mittags blau vom Rotwein sind.« Das war der Moment, da die Stimmung endgültig kippte.

»Lecker, deine Gans«, sagte Babs' Mutter gequält lächelnd an ihre Tochter gewandt, aber Rischaaar, der sehr schnell zwei große Gläser von seinem mitgebrachten Bordeaux hinuntergekippt hatte, fühlte sich genötigt, das Thema Weltkriege anzuschneiden: »Ginge es nach dir«, er deutete auf mich, »hätte der Führer Paris besser plattmachen und Klein-Berlin drauf bauen sollen, was? Mit Currywurst und Bulettenbuden statt Bocuse und Crème fraîche.«

»Dann hätten wenigstens alle Frösche noch ihre Hinterbeine«, bellte ich zurück.

»Und du könntest mit deiner jämmerlichen Zahnklempnerei auch noch sechzig Millionen Franzosen abzocken!«, schrie er mit hochrotem Kopf.

»Nee«, schrie ich zurück, »die gäb es dann ja gar nicht mehr, deine dämlichen sechzig Millionen Schneckenfresser, ganz Frankreich wäre dann nämlich ein wunderhübscher schlammiger Truppenübungsplatz für unsere Leopard-II-Panzer!« Das hatte gesessen.

Beim Dessert, Vanilleeis mit heißen Himbeeren, flambiert mit wahlweise Schwarzwälder Kirschwasser oder von Richaaar mitgebrachtem Grand Marnier, beruhigten sich die Gemüter wieder ein wenig. Der angebotene Espresso war italienisch und bot somit auch keine weitere Angriffsfläche.

Dann kam die Bescherung mit der Bescherung. Die Kinder hatten Berge von Geschenken ausgepackt oder, besser, aufgerissen. Nun saßen sie, ungeachtet der nationalen Demarkationslinien, die quer durch unser Wohnzimmer verliefen, einigermaßen friedlich beieinander und spielten eines der neuen Computerspiele, die Lück und Poool erhalten hatten, natürlich auf Französisch.

Ich hatte von Babs bereits einen Norwegerpullover und ein selbst gemaltes Aquarell, *Nordseestrand im Winterlicht*, ausgepackt, als sie zu dem Päckchen mit der Unterwäsche griff, das als eines der letzten Geschenke noch unter dem Baum lag. Irgendwie hatte ich es versäumt, mir rechtzeitig darüber Gedanken zu machen, ob es angebracht sei, dass Babs diese reizenden Wäschefetzen im Beisein der versammelten Familie auspackte. Der Zeitpunkt wurde durch den Umstand, dass ihr Bruder und ihr Ehemann kurz zuvor nahezu sämtliche deutsch-französischen Ressentiments wieder hatten aufleben lassen, nicht passender.

»Oh«, sagte sie, als sie wie einst Louis de Funès den schwarzen BH aus der Verpackungsschachtel zog.

»Oh, là, là!«, blökte Rischaaar und legte die Krawatte mit Paisleymuster zur Seite, die Sandra ihm geschenkt hatte.

Meine Schwiegereltern schwiegen betreten.

Als Babs auch noch den durchsichtigen Slip gegen das zarte Licht der Tannenbaumbeleuchtung hielt, gab es bei meinem verblödeten Schwager kein Halten mehr: »Ja sieh mal einer an. Französische Kochkultur mit der Haubitze ausrrradieren wollen«, er verstieg sich tatsächlich zu einer Hitler-Imitation, »aberrr dann die arrrische Frrrau in die Dessous des Errrbfeindes stecken.«

»Ich hab doch nicht Größe 36. Und auch nicht 70B«, wunderte sich Babs und studierte die eingenähten Größenangaben in den Wäschestücken.

»Auch das noch«, kreischte Rischaaar begeistert, »zu blöd, sich die Tittengröße seiner eigenen Frau zu merken«, er lachte wiehernd und stürzte den Rest seines mitgebrachten Rémy Martin hinunter.

»Oder aber«, er goss sich sofort einen neuen Cognac nach, »oder aber unser Superdentist hier hat eine kleine heimliche Freundin, die den zierlichen Arsch einer Französin hat, und jetzt ist da irgendwie, irgendwas verwechselt worden. Na, liege ich etwa richtig?«

Alle Blicke richteten sich auf mich. Ich starrte zu Boden und suchte im Teppich die Spalte, die sich vor mir auftun möge, damit ich hineinspringen könnte.

Aber nichts tat sich auf.

»Ich lach mich kaputt!«, Richaaar schlug sich klatschend mit der Hand auf die Schenkel.

»Achtung Rätsel. Was ist das: Es ist groß, blond, dick, hat ein Bier in der einen Hand, eine Bratwurst in der anderen und steht im Dessousladen? Wer weiß es? Niemand? Ich verrate es euch: ein Deutscher, der versucht, einen auf französischen Liebhaber zu machen!«

Er lachte, bis er so stark husten musste, dass alle Sorge hatten, er würde die deutsche Gans auf unseren Perser kotzen. Ich allerdings wünschte mir, er würde an seinem Erbrochenen ersticken.

Der Blick, den Babs mir zuwarf, ließ keinen Zweifel daran, dass sie ahnte, wie genau ihr hirnverbrannter Bruder ins Schwarze getroffen hatte.

»Du wusstest es also die ganze Zeit«, sage ich mehr zu mir selbst.

»Ja klar«, antwortet Mareike, »alle wussten es. Mama hat mich sogar damals um Rat gefragt, ob sie Eva anrufen soll. Das hat sie so ziemlich jeden gefragt.«

»Um Gottes willen«, stöhne ich, »davon hatte ich ja gar keine Ahnung. Und, hat sie?«

»Logisch. Die Devise hieß: der Gegnerin ins Auge sehen. Schauen, was an ihr dran ist. Schwächen erkennen, aufdecken und zuschlagen. Mama wollte kämpfen. Aber dann …«

»Aber dann was?«

»Dann stellte sie fest, dass Eva ganz in Ordnung war.«

»Sie hat sie kennengelernt? Wie denn?«

»Mama ist in den Unterwäscheladen spaziert, hat der Verkäuferin die Geschichte der vertauschten Geschenke erzählt und gesagt, sie würde sich freuen, wenn es zum Tausch der eigentlich sehr hübschen Ware kommen könnte. Wäre doch schade um das schöne Geld. Wenn sich die andere also melden sollte, könnte sie sie anrufen. Und so kam es. Hat dir Eva denn nie davon erzählt?«

»Wie denn? Mir war alles so abgrundtief peinlich, dass ich ihr noch an Heiligabend geschrieben habe, dass es vorbei sei und ich mich nicht mehr melden würde.«

»Feigling!«

»Hör mal!«

»Nix, hör mal. Du hast dich absolut waschlappenmäßig verhalten. Ehrlich gesagt, glaube ich: Du *bist* ein Waschlappen. Kein

Wunder, dass sich Mama und Eva so leicht gegen dich verschwestern konnten. Eva hattest du ja angeblich erzählt, du seiest geschieden.«

»In Scheidung begriffen«, korrigiere ich matt.

»Toll! Sehr heldenhafte Episode, wirklich. Ich habe einen feigen Waschlappen zum Vater, der tagsüber Löcher in Zähne bohrt und abends seine Familie belügt. Ich kann mich glücklich schätzen.«

»Immerhin …«

»Immerhin finanzierst du mir mit deinem Löcher-stopf-Job mein Leben, genau. Der Spruch fehlte jetzt noch, um endgültig in den Olymp der idiotischsten Väter aufzusteigen.«

»Ich finde wirklich …«, versuche ich halbherzig zu protestieren, werde aber sofort wieder von Mareike unterbrochen, die jetzt so richtig in Fahrt gekommen zu sein scheint: »Du steckst richtig tief im Dreck, Paps, glaub mir. Ich habe keinen Schimmer, ob das mit dir und Mama noch eine Zukunft hat. Da müsstest du schon eine Superspitzkehre hinlegen. Einen moralisch-ethischen U-Turn sozusagen. Weiß der Geier, ob du das hinkriegst. Versuchen solltest du es zumindest. Letztendlich entscheidet das aber sowieso Mama und nicht du. Und was mich angeht: Finanzier mein Studium oder lass es bleiben. Aber verkneife es dir bitte in Zukunft, mich mit deinem Geld erpressen zu wollen. Das funktioniert nicht mehr. Tut mir leid, es so deutlich sagen zu müssen, aber du hast es fertiggebracht, dich selbst auf Unter-normal-Maß zu schrumpfen. Vater XXS.«

»Ich muss jetzt Schluss machen«, sage ich nach einigen Sekunden des Schweigens, »muss noch Löcher bohren für deinen Unterhalt.«

»Alles klar, Paps. Wir hören uns. Bin gespannt, wie es weitergeht.«

Dann hat sie auch schon aufgelegt.

Heute kommt es aber knüppeldick, überlege ich. Könnte es sein, dass ich in den zurückliegenden Jahren einige Warnhinweise geflissentlich übersehen habe? Muss ich jetzt die Zeche zahlen für, ja, für was eigentlich?

Das mit Eva, okay, das war Mist. Ich war unehrlich gegenüber Babs, ja. Geschenkt. Egoistisch vielleicht auch, manchmal. Eventuell hätte ich mich nicht so stur gegen ein zweites Kind wehren sollen. Das war schließlich Babs' größter Wunsch. Ein Fehler, zugegeben. Über ihren Lehrerjob, überhaupt über ihr ganzes neues Ökoleben hätte ich mich möglicherweise weniger lustig machen sollen. Stimmt, stimmt, stimmt, mea culpa! Und für Mareike hätte ich mich mehr interessieren sollen. Ja, auch richtig! Aber sonst? Die Praxis?

Hätte ich mehr draus machen können. Sollte respektvoller zu meinen Patienten sein, fairer zu meinen Mitarbeiterinnen, ja. Bla, bla, bla!

Kein Grund, mir jetzt alles um die Ohren zu hauen, oder? Wo wärt ihr denn überhaupt alle ohne mich?

Ich springe aus meinem Bürostuhl. Der Zorn über so viel Ungerechtigkeit und Undank allerorten spült die Müdigkeit, die eben noch bleiern an mir hing, fort. Ich schaue auf die Uhr.

Elf Uhr dreißig

Frau B. oder Herr K.? Beide dürften inzwischen ziemlich schlecht auf mich zu sprechen sein.

Zögernd stehe ich im Flur. Eine der Neonröhren flackert. Bemerkt das denn niemand außer mir? Arbeitet hier überhaupt nur noch einer? Sitzen die Damen alle schon am Mittagstisch und stopfen Putenbrustsalate und Thai-Nudeln in sich hinein?

»Kann irgendwer mal diese Neonröhre austauschen!«, rufe ich den leeren Gang hinunter. Zum Henker mit dem Mitarbeiterführungsseminar! Behandeln Sie Ihre Mitarbeiterinnen, als seien es Familienmitglieder.

Genau das mache ich jetzt auch. »Hey, irgendjemand zu Hause?«, rufe ich noch mal. »Die gottverdammte Röhre hier flackert!«

Dann öffne ich die nächstbeste Tür und stehe im Behandlungszimmer zwei, in dem Frau B. waagerecht auf dem Stuhl liegt und Melissa tatsächlich noch immer den Daumen auf den Tupfer im Zahn der Patientin drückt. Wie lange tut sie das schon? Mein Zeitgefühl hat im Laufe dieses Vormittags offensichtlich Schaden genommen. Melissa sieht mich an, als ob ich Dr. Mabuse wäre. Wahrscheinlich wegen meines etwas ausfallenden Tons eben auf dem Flur. Sei es drum.

»Und, was macht unser Zähnchen?«, scherze ich munter, während ich mir Handschuhe anziehen will, aber feststellen muss, dass sich in der Packung nur noch ein Exemplar befindet.

»Handschuhe, Melissa! Himmel, was haben Sie denn die ganze Zeit gemacht?«

»Den Tupfer gedrückt«, antwortet das Mädchen mit entwaffnender Ehrlichkeit.

»Fantastische Leistung. Gratuliere. Dann lassen Sie ihn jetzt mal los, der Zahn wird nicht gleich davonhopsen, wenn Sie ihn für drei Sekunden nicht festhalten, um mir neue Handschuhe zu besorgen, oder?«

Melissa löst mühsam ihren offenbar bereits mit Frau B.s Kiefer verwachsenen Daumen von der Patientin und verlässt das Zimmer. Ich betrachte die Baustelle, die mir sofort wieder erschreckend vertraut vorkommt. Alles noch wie gehabt. Aber immerhin: Die Blutung steht. Der gesamte Zahn ist jetzt mit einem gelartigen Blutkoagel gefüllt.

Ich greife mit meiner nackten Hand den Sauger und mit der behandschuhten zum Wasserspray. Da Frau B. noch immer, oder schon wieder, unter dem Handtuch schläft, kann ich beherzt und mit Druck in den hohlen Zahn sprühen. Immer wieder verblüffend, wie hoch die Klebekraft von geronnenem Blut ist. Es dauert eine ganze Weile, bis endlich nur noch blitzsaubere Zahnsubstanz aus dem Kofferdam ragt. Allerdings hat das Spritzwasser die Saugleistung von Frau B.s Lätzchen überfordert. Unter dem durchtränkten Papier nässt es sichtlich auf die feine Bluse der Patientin durch.

Ich setze meine Vergrößerungsbrille auf und sehe sofort den Riss, der sich von vorne nach hinten quer durch den Zahn zieht. Verflucht! Der war doch vorhin noch nicht da. Hat Melissa, dieses grobmotorische Wesen, den Zahn mit ihrem Daumen gesprengt? Wenn sie es nicht war, dann können es nur die Spannungskräfte durch das Ein- und Ausdrehen der Schraube gewesen sein. Also mein Fehler. Dann doch lieber Melissa die Schuld geben.

Wie dem auch sei. Die Konsequenz aus dem Riss steht in leuchtenden riesigen Lettern an der Zimmerdecke, an die ich müde starre: Extraktion. Game over. Da hilft auch kein Wunderzement mehr.

Das wird Frau B. nicht gefallen. Mir gefällt es ebenfalls ganz und gar nicht, denn wie ich der vor Stunden angefertigten Röntgenaufnahme entnehmen kann, besitzt dieser Zahn drei Wurzeln, von denen zwei so krumm und dünn wie Biogurken sind. Die dritte jedoch reicht gaumenwärts torpedoförmig und dick wie ein Kleinkindfinger bis in die Kieferhöhle. Und selbstverständlich steht ausgerechnet dieses Zahnwrack bis zur Halskrause in gesündestem Knochen, ist also in etwa so stabil im Fundament verankert wie ein Leuchtturm, der an der Atlantikküste über hundert Jahre den Gezeiten trotzt.

Wieder einmal bestätigt sich mir die Existenz des Dentistenfluchs auf das Eindrücklichste: Zähne, die ich entfernen muss, stecken wie einbetoniert im Kiefer. Solche, die bitte, bitte im Mund verweilen sollen, fallen raus, wenn man sie nur anpustet. Warum ist das so? Welche dunkle Macht steckt dahinter?

Ich frage mich, ob ähnliche Flüche auch in anderen Berufssparten existieren. Kommen beispielsweise bei einigen Gynäkologen immer nur die unappetitlichen Frauen zur Voruntersuchung, während die Models alle auf dem Stuhl des Kollegen Platz nehmen? Oder fällt dem einen Metallverarbeiter immer genau die Bleiplatte auf den Fuß, dem anderen aber stets nur jene aus Aluminium? Gibt es möglicherweise Krankenschwestern, die grundsätzlich immer und ausschließlich Durchfallpatienten betreuen müssen?

Ich nehme mir vor, der Frage bei Gelegenheit auf den Grund zu gehen. Jetzt ist dazu keine Zeit. Ganz im Gegenteil. Zeit ist das, wovon ich im Augenblick noch weniger habe als Spaß. Die Zeiger der Wanduhr rücken auf zwölf, und anstatt mich in die wohlverdiente Mittagspause zu begeben, steht mir ein chirurgischer Kraftakt bevor, der nur noch für eine Person leidvoller werden wird als für mich: Frau B.

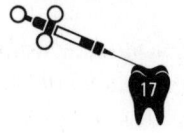

Zwölf Uhr

Mit einem Ruck entferne ich das Handtuch von Frau B.s Augen, wodurch diese schlagartig erwacht.

Mit der Zange löse ich die Kofferdamklammer und ziehe mit einem schnalzenden Geräusch den völlig zugespeichelten Gummilappen vom Mund der Patientin. Frau B. macht einen tiefen Atemzug, als hätte sie soeben das Licht der Welt erblickt. Fasziniert blicken Melissa und ich auf die vor uns liegende Frau, deren etwas feuchter Brustkorb sich hebt und senkt, wie bei einer Apnoetaucherin vor dem Weltrekordversuch.

»Alles in Ordnung bei Ihnen?«, unterbreche ich die mir unheimlich werdende Stille.

Nach zwei, drei weiteren sehr tiefen Atemzügen wendet Frau B. den Kopf leicht nach rechts, blickt mich an und sagt leise: »Was haben Sie mit mir gemacht?«

»Ich? Nichts. Also, Ihren Zahn behandelt natürlich. Sie waren wohl ein wenig eingeschlafen.«

»Eingeschlafen?«, sie dreht den Kopf nach rechts und links, betrachtet das Behandlungszimmer, als sähe sie es im Moment zum allerersten Mal.

»Ich fühle mich, als wäre ich in Narkose gewesen. Haben Sie mir irgendwas gegeben? Das dürfen Sie gar nicht ohne meine Einwilligung.«

»Selbstverständlich nicht«, protestiere ich. »Was soll ich Ihnen denn gegeben haben?«

»K.-o.-Tropfen zum Beispiel. Hört man doch jetzt ständig von«, erwidert Frau B. und versucht, sich aufzurichten.

»Wir sind hier nicht in einer miesen Dorfdisco«, erwidere ich und fühle mich auf einmal unendlich müde. Zum Glück kann Melissa bezeugen, dass hier niemand irgendwem irgendwas ins Spülbecherchen getan hat. Aber seltsam ist es natürlich schon, dass die Patientin soeben wie aus einer Art Koma erwacht ist.

Dann fällt es mir ein. Natürlich! Das haben wir hier schon einmal erlebt, vor etwa fünfzehn Jahren. Damals, als die Amalgamhysterie in Deutschland ihren Höhepunkt erreicht hatte: Frau Sieglinde Heidebusch-Ziesel war älter, als sie aussah, nämlich Ende sechzig. Bereits ihre äußere Erscheinung signalisierte unmissverständlich, dass sie sich tendenziell dem linksalternativen Lager zugehörig fühlte: wallendes Kleid, zerzaustes graues Haar, viel Selbstgestricktes, klimpernder Indianerschmuck. Ihre Karteikarte wies die Dicke eines handfesten Taschenbuchromans auf, was nur zum Teil dem Umstand geschuldet war, dass sie bereits seit Jahrzehnten Patientin der Praxis war. Trotz generationenübergreifender zahnärztlicher Bemühungen war und blieb die Mundhöhle von Frau Heidebusch-Ziesel eine Dauerbaustelle. Dennoch überraschte mich ihr plötzlicher Wunsch nach einer Amalgamsanierung. Alle Versuche, sie von diesem ausgemachten Blödsinn abzubringen, scheiterten. Aber: Die Patienten sind Kaiser und Könige. Wir sind lediglich der dienende Hofstaat.

Zu jenem Zeitpunkt beinhaltete die Mundhöhle von Frau Heidebusch-Ziesel mehrere sogenannte Amalgamstraßen. Amalgamstraßen entstehen, wenn irgendein Kollege zum großen Bohrer greift und unter Vollgas kräftig von rechts hinten oben nach links hinten unten durchzieht. Anschließend wird, gerne unter Zuhilfenahme des Daumens als Planierraupe, alles mit jener grauschwarzen Metallpampe zugepflastert, die in den Neunzigern als versteckte Giftschleuder zu fragwürdigem Ruhm in den Medien gelangte.

Bei Frau Heidebusch-Ziesel hatte es mein Vater offenbar besonders gut gemeint. Gleich vier mehrspurige Highways verliefen bei der Patientin von Süd nach Nord, nur jeweils kurz unterbrochen durch die Frontzähne des Unter- beziehungsweise Oberkiefers. So war es jetzt möglich, im Mund von Frau Heidebusch-Ziesel mit den kleinen Spielautos aus der »Faller«-Modelleisenbahnwelt Szenen aus dem Straßenverkehr nachzustellen.

Eines Tages also äußerte die Patientin den Wunsch, alles schädliche Amalgam entfernen zu lassen. Ihr Heilpraktiker habe ihr eröffnet, dass sowohl die Migräne als auch der Tinnitus, die Schlafstörungen sowieso und höchstwahrscheinlich auch die spröden Fingernägel von diesem Gift in den Zähnen herrühren. Das Gift, so der Heilpraktiker, müsse aus ihrem Organismus entfernt werden, und zwar so schnell wie möglich. Aber richtig müsse es gemacht werden! Das sei nur mittels einer professionellen Ausleitung möglich.

Mit diesem Wunsch trat Frau Heidebusch-Ziesel an mich heran. Sie hatte auch sogleich einen Gruß ihres Heilpraktikers in Form einer langen To-do-Liste mitgebracht, auf der sich ein spannendes Sammelsurium aus den Fachbereichen Homöopathie, Schamanismus, Ayurveda und vermutlich auch Voodoozauber wiederfand.

Herr Lumumba Mgobi hatte unserer gemeinsamen Patientin folgenden handschriftlichen, etwas unsortierten Brief für mich mitgegeben:

Sehr geehrte Herr Doktor.

Bitte Beschreiben zum Ausleitung das Amalgam aus menschlichem Zähne.
Woche vier vor Behandeln:
- Calcium + Magnesiumtablets 3 x
Eigenblutentnahme

Woche eins vor Behandeln:
Zähne nur mit water reinigen.
Keine heissen Speisen ess
täglich hochwertigem Gemüse/Obstsäfte trinke
täglich chlorella Algen 3x

Am Tag die Behandeln:
2 Löffel Mineralerde
Bernsteinsäure 4-10 Tropf
- Mercuval 1x
Vit. A + E + C
Silberamalgam Pot. D 15
- Eigenblutgabe
Entfernung vom Amalgum unter dem rubber dam und dem Maske.
Wachsstopf. im Nase.
Langsam Bohrer! Fenster auf! Alle drei-fünf Min. Spühl
Mit Milch. Milch nicht trinken!
Ausbürsten der Zahne mit Vulkangesteinpulver (Zeolith)
Max. drei Füllung in ein Sitzung.
Füllung mit Steinzement für 3-6 Monate.
Entfernung Steinzement unter rubber dam und dem Maske.
Dann Gold! (Biodegulor). Befestigung mit Steinzement.

Nach die Behandeln:
Eigenblutgabe
Milch trinken
Silberamalgam Pot. D 30 - D60
good luck!

Ich las den Zettel und musste lachen. »Warum nicht auch noch ein bisschen Eigenurin trinken?«, fragte ich spaßeshalber. Dann blickte ich in das Gesicht von Frau Heidebusch-Ziesel und bemerkte, dass diese gar nicht mitlachte.

»Herr Lumumba Mgobi«, ich stolperte etwas über die Buchstaben, »ist das sein Künstlername?«

Erneut erntete ich nur einen strengen Blick aus den mit reichlich Kajal umrandeten Augen der Patientin.

»Also Ihr Heilpraktiker«, versuchte ich es zum Dritten, »wie sind Sie an den … also ich meine, sind Sie bei ihm schon länger in Behandlung?«

»Nein«, antwortete Frau Heidebusch-Ziesel frei von jeglicher Ironie, »Herr Mgobi wurde mir empfohlen. Er ist Kongolese und hat seine Ausbildung zum Alternativmediziner unter anderem in den USA und an der sehr renommierten Paracelsus-Schule in Augsburg erhalten.«

»Aha. Interessant.«

»Eine äußerst eindrucksvolle Persönlichkeit. Ich vertraue ihm voll und ganz. Er hat mich mit der Methode der Kinesiologie untersucht. Wissen Sie, was das ist?«

»Ja, ja, das Ding mit der Muskeltestung.«

»Die Bewegungslehre der Muskeln«, verbesserte sie mich. »Er hat herausgefunden, dass mein ganzes Nervensystem mit Altlasten verunreinigt ist. Die Nerven und die Muskeln merken sich nämlich alles, was dem Körper widerfährt. Wussten Sie das?«

Frau Heidebusch-Ziesel fuhr sich mit den Händen am ganzen Körper entlang, um mir den Verseuchungsgrad ihres geschundenen Organismus besser verdeutlichen zu können. »Und insbesondere das Quecksilber aus den Amalgamfüllungen hat sich bei mir um die Nervenfasern, die sogenannten Axiome, abgelagert.« Sie nickte nachdrücklich.

»Axone«, wollte ich sie eben verbessern, unterließ es aber in Gedenken an die mahnenden Worte des Kursleiters aus dem Seminar »Das erfolgreiche Patientengespräch«: Der Patient, insbesondere die Patientin, und ganz sicher diejenige mit Doppelnamen, hat immer recht.

»Also«, fragte sie, mich sehr streng anblickend, »sind Sie bereit, eine solche Amalgamausleitung, wie sie Herr Lumba Mobi … Herr Lumumba Bobi …«, sie stockte kurz, »mein Heilpraktiker vorschlägt, durchzuführen?«

Ich blickte noch einmal auf den Anleitungszettel. »Temporäre Versorgung mit Steinzement für mehrere Monate steht hier.« Ich blickte kurz in das fragende Gesicht von Frau Heidebusch-Ziesel. »Steinzement. Klingt ja schon wie Steinzeit. Den benutzen heute höchstens noch Kollegen, die Vorlesungen bei Professor Sauerbruch gehört haben. Aber als der noch ganz jung war.«

Auch der Witz fiel bei der Patientin offenbar nicht auf fruchtbaren Boden, sodass ich mich beeilte anzufügen: »Aber, das Zeug kann man sicher noch irgendwo bestellen.« Per Postkutsche. Zu bezahlen in Reichsmark. Das sagte ich besser nicht laut. Stattdessen fragte ich: »Sind Sie sich darüber im Klaren, dass es sich hier um ein recht kostspieliges Unterfangen handelt, zumal wir abschließend, laut Herrn Mgobi, eine definitive Versorgung mit Goldkronen durchführen sollen? Ihre Krankenversicherung wird diese alternative Therapieform kaum finanziell mittragen.«

»Das ist mir meine Gesundheit wert. Ich habe dafür gespart.«

Ich konnte nicht umhin, im Kopf eine schnelle Überschlagsrechnung zu machen, deren Ergebnis mich veranlasste zu sagen: »Na dann.«

So verabredeten wir uns für den übernächsten Monat. Vier Sitzungen à sechzig Minuten mit je einer Woche Pause dazwischen, in der Frau Heidebusch-Ziesel hektoliterweise Milch trinken, außerdem Zuckerkügelchen mit dem verdünnten Geist des Silberamalgams schlucken und viele andere lustige und vollkommen sinnlose Dinge tun würde. Meine Aufgabe war es, sie nicht im Glauben an all den Hokuspokus zu erschüttern und später eine der Ernsthaftigkeit dieser Unternehmung angemessene Rechnung auszustellen.

Zum vereinbarten Termin erschien Frau Heidebusch-Ziesel überpünktlich. Optisch hatte sie noch einmal deutlich zugelegt: Das

Selbstgestrickte war teuer anmutenden Stoffen mit afrikanischen Mustern gewichen, die nun ihren Körper umwehten, gemeinsam mit einer betörenden Wolke aus Zimt, Amber und Rose. Die klobige Kassengestellbrille war dem Modell »Hermann Hesse« gewichen und die Haare leuchteten in Zinnoberrot.

»Stört es sie, wenn ich ein Räucherstäbchen entzünde? Dieser Zahnarztgeruch wirkt sehr belastend auf mich.«

Noch während sie sprach, hielt sie bereits ein Feuerzeug unter ein entsprechendes Riechholz, dessen Rauch sogleich durch das Behandlungszimmer zu schweben begann. Als sich der Duft nach Zeder und Bergamotte über uns zu senken begann, atmete Frau Heidebusch-Ziesel mit geschlossenen Augen einige Male geräuschvoll durch die Nase ein und aus.

»Das ist besser, nicht wahr?«, seufzte sie zufrieden, nahm ihre Brille ab und reichte sie mir zur Aufbewahrung. »Nun bin ich auch bereit für die Betäubungsspritze.«

Keine Kerzen? Keine afrikanischen Trommeln? Kein tropfendes Öl aus Klangschalen? Nicht mal ein klitzekleines Tieropfer? Die Fragen lagen mir auf der Zunge, doch ich verkniff sie mir und dachte still an den Betrag, den ich gedachte, auf die Rechnung zu schreiben.

Nachdem ich der Patientin die für den Tagesplan vorgesehenen Zähne betäubt hatte, kramte sie in ihrem nagelneuen Jutebeutelchen mit Giraffenaufdruck und reichte mir mehrere Ampullen mit Pülverchen und Wässerchen.

Der Gebrauchsanweisung entnahm ich, dass es sich hierbei um entgiftendes und entschlackendes Vulkangestein sowie aktives, basisches Wasser handelte.

Erneut musste ich dem Drang widerstehen, die Patientin zu fragen, ob ich beim Mischen von Pulver und Flüssigkeit nicht irgendetwas singen oder tanzen müsste. Stattdessen schob ich alles in Richtung der grinsenden Melissa und gab ihr durch eine entsprechende Handbewegung zu verstehen, dass sie rühren und schweigen solle.

Inzwischen hatte Frau Heidebusch-Ziesel weitere Utensilien aus ihrer Tasche gezaubert und begonnen, sich für die bevorstehende magische Ausleitung zu präparieren. Zunächst stellte sie eine Flasche mit Demeter Vorzugsmilch von behornten Kühen zwischen ihre Beine.

Dann fummelte sie sich zwei Ohropaxstöpsel in die Nase, wodurch sich ihr äußeres Erscheinungsbild fundamental zum Schlechteren veränderte. Das kaum unterdrückte Gekicher Melissas überhörte sie geflissentlich, indem sie sich zwei ziemlich große Kopfhörer aufsetzte und ein in ihrem Täschchen verborgenes Abspielgerät in Gang setzte. Gedämpfte Trommelklänge drangen unter den Ohrpolstern hervor und ließen uns teilhaben am Einschwingen der Patientin auf die Musik.

Ich wagte kaum, die zunehmend heilige Atmosphäre mit meinen Banalitäten zu stören, sah mich aber doch gezwungen, die Patientin auf den folgenden Arbeitsschritt hinzuweisen: »Wir werden Ihnen jetzt den Kofferdam zum Schutz Ihrer Atemwege vor den belastenden Quecksilberdämpfen, die beim Herausbohren der Füllungen frei werden, anlegen.«

Diesen wunderbar klingenden Unsinn hatte ich am Abend zuvor einem einschlägigen Internetforum entliehen und gab ihn nun mit sonorer Stimme im Rhythmus der Buschtrommeln zum Besten.

»Wie bitte?«, rief Frau Heidebusch-Ziesel viel zu laut und hob den Kopfhörer etwas an. Ich wiederholte das Gesagte.

»Ist gut«, antwortete sie und verschwand wieder in ihrer meditativen Klangwelt.

Mit etwas Mühe befestigten wir das Spanntuch im Munde der Patientin. Diese war bereits derart entspannt, dass sie wenig von aktiver Mithilfe im Sinne von Öffnen des Mundes und Ähnlichem zu halten schien. Dann griff ich mir noch einmal den Zettel von Herrn Lumumba Mgobi und stellte fest, dass wir, wollten wir den Anweisungen des Experten korrekt Folge leisten, die Fenster zu öffnen hätten und irgendetwas mit einer Maske anstellen müssten.

Vorsichtig stupste ich die Patientin an der Schulter an, woraufhin diese widerwillig die Augen öffnete. Da ich keine Lust hatte, gegen Trommeln und Buckelwalgesänge anzubrüllen, hielt ich ihr den Zettel vor die Nase und deutet auf das Wort »Maske«. Die Augen von Frau Heidebusch-Ziesel fokussierten hin und her, aber schließlich deutete sie an, dass sie ihre Brille benötige. Ich reichte ihr die Lesehilfe, sie las und verstand.

Kopfschüttelnd griff sie in das Jutebeutelchen, das offenbar über einen Geheimmechanismus verfügte, denn es besaß das unerklärliche Fassungsvermögen einer Ikea-Einkaufstasche. Vielleicht ein Geschenk von Lumumba Mgobi, dem Zauberer.

Das, was Frau Heidebusch-Ziesel aus ihrem Täschchen zutage beförderte, stellte schließlich den komödiantischen Höhepunkt dieser Behandlungssitzung dar. Es handelte sich um eine Mischung aus venezianischer Faschingsmaske und Burkaverschleierung, bestehend aus einem klimpernden, silbrig-anthrazitfarbenen Metallnetz, welches auf einen samtigen Stoff aufgenäht war. Ein Kettenhemd fürs Gesicht. Melissa gluckste vor Begeisterung, als sich die Patientin das magische Hemdchen über Augen und Nase legte, nicht ohne zuvor die Brille abgenommen und an mich weitergereicht zu haben.

Sollten die Metallkettchen das Quecksilber einfangen wie ein Netz die Fische? Welche Magie steckte hinter diesem Fummel? Und sollten nicht wir, also Melissa und ich, auch so eine Ausrüstung tragen, während wir uns mit Bohrer und Sauger durch die giftigen Amalgamberge der Patientin frästen?

Diese drängenden Fragen wurden leider weder gestellt noch geklärt. Ich reinigte die alsbald vom Amalgam befreiten Zähne wie befohlen mit Lavagesteinsmatsche und füllte sie mit altertümlichem Steinzement. Herr Lumumba Mgobi hätte es sicher gerne gesehen, wenn wir den Steinzement in mittelalterlichen Tonkrügen und mit schmiedeeisernem Werkzeug, am besten aus den Beständen Keltischer Druiden, angerührt hätten. Doch das Fehlen solcher Requisiten zwang uns, den Zement auf einer profanen gekühlten Glasplatte mit den handelsüblichen Edelstahlinstrumenten zu mischen. All dies geschah untermalt vom Sound singender Meeressäuger und trommelnder Schamanen und bei sehr viel kalter frischer Oktoberluft, die durch die geöffneten Fenster pfiff. Allerdings wurde die Patientin offenbar durch die dichte Maske, den Kofferdam und die Nasenstöpsel so erfolgreich von der Frischluftzufuhr abgetrennt, dass sie unbemerkt in einen Zustand des Sauerstoffmangels geriet. Als wir nach einer Stunde den Kofferdam von ihrem Mund entfernten, musste ich Frau Heidebusch-Ziesel kräftig die Wangen tätscheln, bis sie einen sehr tiefen Atemzug nahm. Ganz so wie eine Apnoetaucherin vor dem Weltrekordversuch, dachte ich auch damals.

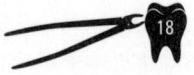

Zwölf Uhr zwanzig

»Wir werden Ihren Zahn entfernen müssen«, sage ich und bemühe mich um einen freundlichen, aber bestimmten Ton.

»Was? Wieso das denn jetzt?«, ruft Frau B., die offenbar wieder ausreichend Sauerstoff im Körper hat, um laut zu werden. »Eben war es noch ein kleines Loch, überhaupt kein Problem, wie Sie sagten, und jetzt soll der Zahn raus? Ich verstehe überhaupt nichts mehr!«

»Ich bin gerne bereit, Ihnen das zu erklären, und kann Ihren Unmut über meine unerfreuliche Diagnose auch sehr gut nachvollziehen«, antworte ich in vorbildlicher Arzt-Patienten-Diktion und ziehe noch rasch den Mundschutz aus, denn: »Ein verantwortungsvolles Gespräch setzt voraus, das Gesicht des Gegenübers erkennen zu können.« So der Kursleiter aus dem Seminar: »Arzt sein bedeutet auch Mensch sein.«

Aus diesem Grund überlege ich, Frau B. aus ihrer liegenden Position zu befreien, damit, wie der Kursleiter nicht müde wurde zu betonen, ein Gespräch auf Augenhöhe möglich ist. »Schaffen Sie«, hatte der Mann gepredigt, »für ein wichtiges Beratungsgespräch eine angenehme Atmosphäre. Ein Patient fühlt sich nicht wohl, wenn er mit umgebundenem Lätzchen und Blick auf Bohrer, Spritze und Spülbecken bei Ihnen im Stuhl sitzt.«

Ja wo soll er denn sonst sitzen, hatte ich mich gefragt, im Schneidersitz auf dem Boden? Vielleicht mit Sitzkissen und grünem Tee?

»Führen Sie Beratungsgespräche nicht im Behandlungszimmer durch.«

Dann also auf dem Flur? Oder locker vorne an den Empfangstresen gelehnt? Jeder mit einem Plastikbecher Wasser in der Hand?

»Richten Sie einen Beratungsraum ein. Wenn Sie bei Ihrem Banker einen Darlehensvertrag unterzeichnen, dann tun Sie das ja auch nicht im Tresor der Bank.«

Witzig, der Mann, dachten wir und blickten uns gegenseitig amüsiert im Auditorium an. Machen wir halt noch ein Zimmer frei in unseren Zahnarztpraxen. Endlich wissen wir, was wir mit den ganzen leeren Räumen anstellen sollen. Tisch rein, geblümtes Sofa, Kaffeemaschine, fertig ist der Wohlfühl-Beratungsraum.

Oder zur Not einfach ein Behandlungszimmer opfern. Hat man ja sowieso viel zu viele von. Schnell den hässlichen Behandlungsstuhl aus dem Boden reißen, freundliche Tapete an die Wand, voilà!

Herrlich, diese praxisnahen Fortbildungen!

In Ermangelung einer solchen Beratungslounge beschließe ich, Frau B. dort liegen zu lassen, wo sie jetzt liegt. Sieht doch eigentlich ganz bequem aus. Leider macht die Patientin wieder einmal Anstalten, sich aufzusetzen, was mir jetzt wirklich nicht ins Zeitmanagement passt. Obwohl ich ihre Schulter sanft auf das Polster drücke, stemmt sie sich auf die Ellenbogen, offensichtlich entschlossen, gegen meinen Willen aufzustehen. Wer hat hier eigentlich das Sagen, frage ich mich und verstärke den Druck auf ihren Oberkörper, wobei ich erneut versehentlich ihren Brustansatz berühre.

Das Gesicht der Patientin erstarrt für einen Moment. Möglichst unauffällig entferne ich meine Hand und tue so, als müsse ich das zerknitterte Lätzchen glätten.

»Bitte bleiben Sie liegen, ein zu rasches Aufrichten würde Ihrem Kreislauf nicht gut bekommen«, sage ich, »bedenken Sie, wie lange Sie gelegen haben. Sie riskieren eine vasovagale Synkope.«

Schweigen. Fremdwörter, insbesondere lateinische, funktionieren immer. Für zwei Sekunden blickt Frau B. mich ungläubig an. Möglicherweise entscheidet sich jetzt in ihrem Kopf, ob sie mich weiterhin für einen vertrauenswürdigen Arzt oder einen unfähigen Kurpfuscher hält.

Vielleicht hätte ich das mit dem Kreislauf besser nicht sagen sollen. Auch für die fachfremde Frau B. könnte dies zu offenkundig als blödsinnige Ausrede erkennbar sein.

»Ich müsste bitte mal auf die Toilette«, sagt sie leise.

Auch das noch, denke ich, bemerke jedoch im gleichen Moment, dass auch meine Blase einen hohen Füllstand signalisiert. Kein Wunder, seit über vier Stunden hetze ich mich zwischen den Patientenzimmern ab, ohne eine Sekunde der privaten Erholung. Alles für die lieben Patienten.

»Selbstverständlich«, erwidere ich freundlich lächelnd und fahre den Stuhl betont langsam, sogar mit zwei kurzen Kreislauf-Erholungspausen, in die aufrechte Position. Melissa befreit Frau B. von ihrem Lätzchen und begleitet sie zur Tür.

Ich zähle bis zehn, dann eile ich leise hinterher, biege aber auf dem Flur geräuschlos in Zimmer eins.

Herr K. ist mittlerweile auf der letzten Seite seiner Autozeitschrift angelangt. Höchste Zeit für mich also, hier zu einem Ende zu kommen. Leider habe ich keine Ahnung mehr, ob ich Herrn K. bereits eine oder mehrere oder gar keine Betäubungsspritze verabreicht habe. Wie soll ich mir das in dem ganzen Chaos eigentlich alles merken? Von Melissa oder Brigitte oder Irina keine Spur. Das Behandlungstray mit Spiegel, Sonde und Pinzette liegt unberührt da wie ein Stillleben von Monet. Eine benutzte Spritze sehe ich nirgendwo herumliegen. Das könnte etwas bedeuten. Muss es aber nicht.

Im Zweifel für den Angeklagten, denke ich, nehme Herrn K. das Magazin aus der Hand und versenke die Spritze in seinem Mund.

»Noch eine?«, fragt er, nachdem ich die Nadel entfernt habe. »Ist doch noch alles taub!«

Damit wäre diese Frage auch beantwortet, denke ich und sage: »Das täuscht, glauben Sie mir. Jetzt vor dem Beschleifen des Zahns muss ich schon noch mal was nachlegen. Sie werden es mir danken.«

Da weit und breit keine Assistenz zu sehen ist, greife ich selber zum Sauger und halte diesen zusammen mit dem bereits hochtourig drehenden Bohrer in den Patientenmund. Mit durchgedrücktem Pedal umrunde ich vier fünf Mal den Zahn, bis ich bemerke, dass es sich um den falschen handelt. Siedend heiß läuft es mir den Rücken herunter. Der Zahn, der jetzt dasteht wie ein geschältes Ei, hat vergangene Woche noch von mir eine neue Keramikfüllung erhalten. Keine sehr große, wie man sagen muss. Aber eigentlich, wenn ich es recht betrachte, kann auch dieser Zahn eine Krone ganz gut vertragen. Man muss schließlich langfristig denken. Wo gehobelt wird … und so weiter. Andere machen auch Fehler und geben es nicht zu. Fehler von größerem Kaliber. Was ist denn so ein falsches Krönchen im Vergleich zu einem beispielsweise komplett vermurksten Berliner Flughafen? Oder einem fälschlicherweise angezettelten Golfkrieg? Na eben!

Also weitermachen. Herrn K. wird es egal sein, ob bei ihm unten rechts der sechste oder der siebte Zahn gekrönt wird. Während ich weiterschleife, nehme ich mir vor, zum Ausgleich für diesen kleinen Fauxpas eine besonders hübsche und gründliche Präparation des Zahns abzuliefern. Wenn schon nicht an beabsichtigter Stelle, dann soll das Endergebnis wenigstens von bestechender Qualität sein. So fair sollte man sein.

In Österreich habe ich einmal etwas Vergleichbares zum Thema »Vertauschen« erlebt, wenn auch mit unangenehmeren Konsequenzen für den betroffenen Patienten als hier bei Herrn K. Dessen Zahn nimmt unter meinem Bohrer eine zunehmend ansprechende Form an, sodass ich meine Gedanken zurück in die Neunzigerjahre schweifen lassen kann:

Im Anschluss an meine Assistenzarztzeit verschlug es mich nach Tirol. Das Snowboarden und Klettern waren damals meine große Leidenschaft, und so nahm ich das Angebot einer österreichischen Krankenversicherung an, in einer ihrer Kliniken zu arbeiten. Zu jener Zeit galt die Alpenrepublik aus zahnmedizinischer Sicht nicht wirklich als erste Adresse. Ich bezweifle, dass sich daran etwas geändert hat. Österreich besaß nicht einmal einen eigenen Studiengang für Zahnmedizin und war händeringend auf der Suche nach ausländischen Zahnärzten oder solchen, die irgendetwas in der Art gelernt hatten.

So tummelten sich in dem, was ich nach der Stellenbeschreibung für eine Zahnklinik gehalten hatte und was die Österreicher als »Ambulatorium« bezeichnen, deutsche, schwedische, griechische und serbische Zahnärzte, um dort, man muss es so nennen, Discounterzahnmedizin zu betreiben. Das bedeutet: geringes Angebot, schnelle Abfertigung, kleiner Preis, fragwürdige Qualität.

Der Chefzahnarzt, im Österreichischen »Primar« genannt, sowie der fürs Organisatorische zuständige leitende Irgendwas schienen die einzigen Österreicher im Haus zu sein. Beide bestachen auf ihre Weise durch verblüffende Inkompetenz.

Mein Dienst im Ambulatorium begann an einem 1. Dezember, und ich erinnere mich, dass ich zu spät kam, weil ich versucht hatte, mit meinem aus dem Flachland importierten Hollandfahrrad durch etwa zwei Meter hohen Neuschnee zu strampeln. Ausgelöst durch meine etwa fünfzehnminütige Verspätung, machte ich sogleich mit der streng gehandhabten Stempeluhr Bekanntschaft, einem der Zeiterfassung dienenden Gerät, das ich nur noch in Kohlebergwerken oder versehentlich übrig gebliebenen DDR-Betrieben vermutet hätte.

Nachdem der leitende Irgendwas mir klargemacht hatte, dass alle, auch und gerade die Ärzte, ihren Dienst minutiös abzustempeln hätten, dämmerte mir erstmals, dass ich mich vielleicht besser über diesen Laden hätte informieren sollen.

Das mit der Arbeitszeiterfassung wurde sehr ernsthaft organisiert. Ansonsten herrschte allerdings Chaos. Der leitende Irgendwas füllte seinen administrativen Sieben-Stunden-dreißig-Tag vermutlich mit der Auswertung unserer Stempelkarten. Der Herr Primar seinerseits war einfach gar nie vor Ort, aus dem ganz plausiblen

Grund, dass er sich um seine eigene private Praxis im Nachbarort kümmern musste.

Ich hatte angenommen, in einer dem deutschen Standard vergleichbaren Zahnklinik angeheuert zu haben. Daher hatte ich dummerweise erwartet, schrittweise und mit Unterstützung durch das vorhandene Team in meine neue Aufgabe eingeführt zu werden. Das stellte sich als naive Wunschvorstellung heraus.

In diesem Ambulatorium ging es ausschließlich darum, diejenigen, die bei der betreffenden Krankenkasse versichert waren, möglichst schnell und kostengünstig zu versorgen.

Bereits eine halbe Stunde nach meinem verspäteten Eintreffen – ich startete also sogleich mit einem Minus von fünfzehn Minuten auf meinem Zeitkonto in meine neue Arbeit – saß ich mit meiner Assistenz in einem Behandlungsraum und begann, die sich durch die Eingangshalle windende Schlange wartender Patienten abzuarbeiten. Moderner Schnickschnack, wie etwa eine vorausgehende Terminvergabe, war nicht vorgesehen.

Es lief ab wie in der Frittenbude um die Ecke: Kommt ein Patient, erhält er Pommes beziehungsweise eine zügige Behandlung. Kommen zwei Patienten, werden, um im Bild der Frittenbude zu bleiben, mehr Pommes ins Öl gekippt, und beide Kunden müssen ein bisschen warten. Kommen zehn Patienten, bildet sich eine Schlange, aus der sich nach und nach Leute mit Pommes in der Hand, in unserem Fall einem Aufbisstupfer im Mund oder einer reingewurschtelten Füllung im Zahn, verabschieden. An einem gewöhnlichen Tag erschienen siebzig bis einhundert Patienten im Ambulatorium. Diese wurden, wenn niemand krankheitsbedingt ausfiel, auf drei bis vier Behandler verteilt. Die Patienten zogen Nummern und warteten in der großen Halle, bis der nächste freie Mitarbeiter für sie bereit war. Unsereins konnte mit Blick aus der Tür feststellen, ob der Berg zu erledigender Arbeit gegen Abend schrumpfte, oder ob die tariflich vereinbarte tägliche Überstunde zum Einsatz kam.

Vonseiten unseres Arbeitgebers wurde uns eine Behandlungszeit pro Patient von fünfzehn Minuten nahegelegt. Gar nicht gerne gesehen war es, wenn dieser Wert regelmäßig überschritten wurde. Für mich als Anfänger war die Vorstellung, Patienten im Fünfzehnminutentakt zu versorgen, absurd. Schließlich hatte ich an der Uni zum Zahnsteinentfernen zwei Stunden benötigt. Allerdings hielt man sich hier auch nicht mit Zahnstein und Ähnlichem auf. Schmerzbeseitigung und Basisversorgung hießen die Schlagworte. Im Klartext: Wir zogen Zähne, schnitten Abszesse auf, zogen wieder Zähne, knallten Amalgamfüllungen in Löcher und zogen dann wieder Zähne. Als fast schon extravagant galt es, eine Klammerprothese, im Volksmund Sauerkrautfänger, anzufertigen.

Unsere Klientel bestand aus der sehr ländlich wirkenden Bevölkerung aus den umliegenden Wäldern und Bergen. Zugutehalten muss ich jener Zeit, dass ich Krankheitsbilder gesehen habe, die es in Deutschland nur noch in den Chirurgischen Atlanten aus der Nachkriegsära zu sehen gibt. Eitergefüllte Abszesse, die wie Tennisbälle unter dem Kiefer der Betroffenen hingen. Unbehandelte Tumore, die den halben Mundraum ausfüllten. Über Monate verschleppte Entzündungen der Speicheldrüsen, die Gesichter auf die doppelte Größe anschwellen ließen, und andere Obskuritäten mehr.

Als besonderer Moment darf sicherlich jener gelten, in dem eines Morgens ein altes Männlein, dessen duftende Aura den Landwirt mit Schwerpunkt Ziegenhaltung verriet, vor mir Platz nahm. Auf meine Frage, womit ich helfen könne, antwortete er in einer für mich unverständlichen Sprache, sodass meine einheimische Assistenz dolmetschen musste: »Er hat das Gefühl, dass mit den Zähnen im Oberkiefer etwas nicht ganz in Ordnung ist«, übersetzte sie.

Ich blickte daraufhin in den Mund des Mannes und bat ihn, die Totalprothese herauszunehmen.

Da er mich ebenso wenig verstand wie ich ihn, war erneut Übersetzung nötig. Als er die Worte meiner Assistentin aufgenommen hatte, stutzte er sichtlich, sagte irgendetwas, woraufhin meine Assistentin ihrerseits stutzte, nachfragte und sich schließlich zögernd an mich wandte: »Er fragt: wie denn rausnehmen?«

Stille machte sich im Raum breit. Wir blätterten in der Patientenkartei. Darin war als letzter Eintrag die Erstellung und Eingliederung einer Oberkiefer-Totalprothese neun Jahre zuvor dokumentiert.

»Soll das heißen ...«, setzte ich an, wollte den Satz aber nicht zu Ende denken. Stattdessen blickte ich hilflos zu meiner Assistentin.

Diese, schon etwas blass im Gesicht, sprach auf den Patienten ein und unterstrich dabei gestenreich, dass er das Ding doch ganz bestimmt immer mal zum Reinigen herausgenommen hätte. Täglich müsse er das doch machen! Das habe man ihm sicher damals erklärt. Oder nicht?

Das Männlein schüttelte fragend den Kopf.

Was geschieht unter einer Prothese, die neun Jahre im Mund verbleibt? Welche neuen Lebensformen entwickeln sich in der dunklen warmen sauerstoffarmen Zone zwischen Gaumenschleimhaut und Kunststoffbasis? Oder regieren dort nur noch Tod und Verwesung? Kam das, was wir rochen, vielleicht gar nicht von irgendwelchen Ziegen?

Ich erinnere mich lediglich, dass mir bereits schlecht war, als ich mit einem sehr stramm an der Nase angedrückten Mundschutz sowie zwei Paar übereinandergestreiften Handschuhen in den Mund des Patienten griff.

Üblicherweise hält eine Totalprothese ausschließlich über den physikalischen Saugeffekt, der zwischen speichelfeuchtem zahnlosen Kiefer und der Prothesenbasis entsteht. Daher kann eine solche Prothese durch Druck auf die künstlichen Frontzähne sehr leicht aus dem Mund gehebelt werden.

Diese nicht.

Hier waren andere Haltekräfte am Werk. Solche, die eher dem Fachbereich Zoologie denn dem der Physik zuzuordnen waren. Während ich stärker zu drücken und zu wackeln begann, drängte sich mir die Frage auf, ob ich tatsächlich wissen wollte, wer oder was in dieser Mundhöhle lebte. Hielten Saugärmchen die Prothese derart fest? Oder Hunderte kleiner klebriger Maden, die sich bleich und blind unter dem Prothesenkunststoff hin und her wanden. Und was würde geschehen, wenn nach neun Jahren völliger Finsternis plötzlich Licht und Luft auf diese zuckende Kolonie des Grauens fallen würde? Bilder von Kakerlakenschwärmen stiegen in mir auf. Kakerlaken, die, durch einen Lichtstrahl aufgeschreckt, krabbelnd in das nächste Wandloch huschen.

Ich wollte nicht derjenige sein, der die Antworten auf diese Fragen erhalten würde. Aber ich war es.

Denn plötzlich gab die klebrige Verbindung nach, und mit einem schmatzenden Geräusch löste sich die Prothese aus dem Mund des Patienten. Dann erbrach ich mich in das Waschbecken neben dem Behandlungsstuhl.

Das Nächste, was ich sah, war das verdutzte Gesicht des Patienten. Was mag ihn mehr überrascht haben: das leere Gefühl im Mund oder der würgende, über dem Waschbecken hängende Zahnarzt?

Als ich wieder normal atmete, stellte ich fest, dass ich die entnommene Prothese noch in der Hand hielt. Die Unterseite, also jener Bereich, der jahrelang auf der Schleimhaut aufgelegen hatte und mit ihr verwachsen war, wurde von einer mehrere Millimeter dicken pelzigen Schicht bedeckt, die sich später als Pilzrasen identifizieren ließ. Dazwischen lagen krustige Inseln in bräunlichen Farbtönen, vermutlich abgestorbene und durch mineralische Bestandteile des Speichels in eine Kalkmatrix eingepackte Bakterienkolonien.

Mit angehaltenem Atem wagte ich anschließend einen Blick in den Mund des Patienten. Sein Gaumen und Teile des zahnlosen Kieferknochens waren mit dem gleichen schwammigen Belag behaftet, der bei erster Betrachtung im grellen Licht der OP-Leuchte pulsierende Atembewegungen zu machen schien.

Dieser Eindruck entpuppte sich allerdings rasch als Sinnestäuschung. Der faulige Geruch hingegen blieb.

Ich ließ den Mann mehrere Minuten mit einer desinfizierenden Spüllösung im Mund allein und suchte meinen Vorgesetzten, den Primar, auf. Dieser befand sich, wie nicht anders zu erwarten war, außer Haus.

Also holte ich mir Hilfe bei meinem schwedischen Kollegen Lasse. Gemeinsam kamen wir überein, dass es sinnvoll sein könnte, einen Abstrich von dem breiigen Etwas zu machen, welches im Munde des Patienten über die Jahre herangewachsen war. Leider stellte sich heraus, dass keine Utensilien für eine entsprechende Gewebsentnahme vorhanden waren. Derartiger Luxus war im Leistungskatalog der Krankenkasse offenbar nicht vorgesehen. Trotzdem wollte Lasse jetzt einen Blick auf dieses Kuriosum werfen, auch wenn dies bedeutete, dass die Schlange abzuarbeitender Patienten in der Wartehalle begann, sich in den eigenen Schwanz zu beißen. Mit einer Mischung aus Vorsicht und grausiger Vorfreude im Gesicht beugte sich Lasse über das Männlein, und ich stand dahinter und schaute Lasse über die Schulter.

»We should wipe off that stuff«, brummte der Schwede und griff sich mehrere Zellstofftücher. Damit fing er an, am Gaumen des Patienten herumzuwischen, worauf es schlagartig und sehr massiv begann, aus der weißlichen Masse heraus zu bluten. Gleichzeitig zuckte der Patient schmerzgepeinigt zurück und starrte Lasse erschrocken an.

»Shit! No good idea«, stellte der erschrocken fest, »go for Mister … whatever his name is.«

Ich lief zum leitenden Irgendetwas, dessen Name auch Lasse offensichtlich unbekannt war. Der Mann saß hinter seinem mit Stempelkarten übersäten Schreibtisch und hörte sich meinen Bericht mit wachsendem Ekel an. Dann griff er zum Telefon und meldete den Patienten im über 70 Kilometer entfernten Universitätsklinikum an. Auf welchem Wege er dorthin gelangte, mit der

Österreichischen Bundesbahn, der Ambulanz oder dem Traktor, ist mir unbekannt.

Ein bis zwei Monate später ereignete sich eine weitere denkwürdige Episode im Ambulatorium. Ich selber war an diesem Vorfall nicht beteiligt. Aber an den daraus resultierenden Protesten der ärztlichen Belegschaft gegen die Verwaltung nahm ich selbstverständlich lautstark teil. Denn das akkordverdächtige Arbeiten in diesem alpenländischen Zahndiscounter konnte zumindest als Teilerklärung für den Kunstfehler des Kollegen Despopulos geltend gemacht werden, von dem jetzt die Rede sein wird:

Jener Kollege hatte die Aufgabe, bei einer etwa dreißigjährigen Patientin auf der linken Unterkieferseite den vollständig von Knochen bedeckten, also nur auf dem Röntgenbild zu erkennenden Weisheitszahn (Zahn Nummer acht im Zählsystem), herauszuoperieren. Auf der Kiefergegenseite sollte zeitgleich der bereits zu vier Fünfteln in der Mundhöhle sichtbare, aber wegen Platzmangels als nicht erhaltungswürdig eingestufte Weisheitszahn entfernt werden. Resultierend aus einer Jahre zurückliegenden, frühzeitig abgebrochenen kieferorthopädischen Therapie, fehlte der Frau im linken Unterkiefer ein vorderer Seitenzahn. Dieses Detail muss erwähnt werden, da es den für die Patientin ziemlich unangenehmen weiteren Verlauf maßgeblich beeinflusste.

Kollege Despopulos, so viel sei über ihn berichtet, war dem abendlichen Feiern nicht abgeneigt. Der Mann war in der Lage, bis Mitternacht, und wenn nötig darüber hinaus, beachtliche Mengen griechischen Ouzos zu konsumieren und trotzdem am folgenden Morgen wohlriechend und gut frisiert am Arbeitsplatz zu erscheinen. Ein erquickender Fünfstundenschlaf, eine Tasse griechischen Mokkas und etwas Wasser ins Gesicht genügten dem Mann vollauf, um bestens gelaunt um sieben Uhr dreißig in seinem Behandlungszimmer das Radio anzustellen und in den folgenden Stunden alles, was der Hitsender Ö3 vom ORF zu bieten hatte, lauthals mitzuschmettern, inklusive der nervigen Werbejingles.

Warum er an jenem tief verschneiten Februartag bei der besagten Patientin Rechts und Links verwechselte, kann im Nachhinein niemand sagen. Tatsache ist jedoch, dass er zunächst den endständigen siebten Zahn im linken Unterkiefer der Frau extrahierte, in der Annahme, dies sei der Weisheitszahn. Dann wandte er sich der gegenüberliegenden Kieferseite zu und schnitt dort das Zahnfleisch großzügig auf, um anschließend den Knochen abzutragen. Darunter vermutete er den zweiten zu entfernenden Weisheitszahn. Spätestens zu diesem Zeitpunkt wäre ein Blick auf das Röntgenbild hilfreich gewesen. Stattdessen grub sich Kollege Despopulos immer tiefer in den Knochen der Patienten vor, fand nichts, erweiterte seine Schnittführung in alle erdenklichen Richtungen, fräste weiter nach hinten, zur Seite und in die Tiefe, bis schließlich der chirurgische Super-GAU eintrat: Die scharf gezahnte längliche Lindemannfräse durchstieß das knöcherne Dach des Canalis mandibulae und zerriss den darin verlaufenden Nervus alveolaris inferior inklusive der gleichlautenden Blutgefäße. Es sprach für die gute Anästhesie durch den Behandler, dass selbst zu diesem Zeitpunkt keine Schmerzreaktion der Patientin erfolgte. Den vollständigen und unwiederbringlichen Ausfall des Nervs erlebte die Frau erst später in Form eines Taubheitsgefühls der Unterkieferhaut sowie der Zähne dieses Kieferabschnitts.

Als dem Kollegen schwante, dass bei dieser Behandlung etwas verkehrt lief, war es zu spät. Der fälschlicherweise entfernte Zahn Nummer sieben lag im Mülleimer, und die Enden des gekappten Nervstrangs waren wie bei einem durchtrennten Gummiband auseinandergeschnalzt.

Dem Kollegen Despopulos blieb nur noch, den großflächigen Ausgrabungsbereich im Kiefer der Patientin mit, so darf angenommen werden, ziemlich zittrigen Händen zu vernähen und der jungen Frau anschließend zu beichten, was zu beichten war. Den im Knochen verbliebenen Weisheitszahn der linken Seite rührte er nicht mehr an.

Wenige Wochen später sahen sich Kollege Despopulos sowie sein Arbeitgeber mit einer unschönen Klage auf Körperverletzung konfrontiert. Despopulos gab als Erklärung für seinen Fehler den immensen Zeitdruck an, unter dem die Arbeitnehmer im Betrieb stehen würden. Dies wies das Klinikum entschieden zurück und gab dem Kollegen die alleinige Schuld für seinen Behandlungsfehler. Daraufhin kam es zu allgemeinen Protesten im Ambulatorium. Wir organisierten eine halbtägige Arbeitsniederlegung, in deren Zuge sich eine Patientenwarteschlange bis auf den Hof vor dem Gebäude bildete. Wir versuchten, alle Mitarbeiter, also auch jene aus der Verwaltung, zu überreden, die Nutzung der Stechuhr zu verweigern. Doch die Damen und Herren aus den oberen Stockwerken, wo die von uns im Erdgeschoss und Keller erbrachte Arbeit verwaltet und abgerechnet wurde, ließen uns im Regen beziehungsweise Schnee stehen. Offensichtlich herrschte in den kuschelig warmen, mit Panoramafenstern und ergonomischen Sesseln ausgestatteten Büros ein Arbeitsklima, das niemand aufs Spiel setzen wollte.

So dümpelte unser Protest etwas fußlahm vor sich hin. Die Stimmung im Haus war gereizt. Als mein schwedischer Kollege Lasse, der wenige Wochen vor mir seinen Dienst im Ambulatorium angetreten hatte, verkündete, das sei ihm alles zu blöd hier, er kündige und gehe zurück nach Schweden, dort gäbe es schließlich auch genug Schnee, fasste auch ich den Entschluss, diesem denkwürdigen Haus den Rücken zu kehren.

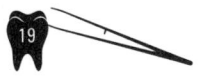

Dreizehn Uhr

Der Bohrer kreist um den Zahn von Herrn K. und meine Gedanken um die weit zurückliegenden Geschehnisse im verschneiten Österreich. Nur langsam tauche ich wieder aus den Nebeln der Vergangenheit auf. Wieder in der Gegenwart angekommen, muss ich allerdings mit Sorge feststellen, dass der Zahn von Herrn K. schon recht klein geschliffen ist. Da gönnt man sich nur einen raschen Moment geistiger Entspannung, und schon brennt der nächste Baum. Unauffällig nehme ich den Fuß vom Gas und inspiziere mein Werk. Zwar brennt der Zahn nicht wirklich, aber das Nervgewebe in seinem Inneren schimmert bereits verdächtig rosa durch die nur noch papierdünn wirkende Zahnhartsubstanz. Jetzt fällt mir auch wieder ein, weshalb diese österreichischen Erinnerungsblasen wie heliumgefüllte Germknödel an die Oberfläche meiner Großhirnrinde gelangen konnten: Ich habe den Zahn vertauscht. Genau wie Kollege Despopulos. Jetzt sehe ich wieder klar. Und was ich sehe, gefällt mir nicht wirklich, denn:

Herr K. wird eine Krone auf dem verkehrten Zahn bekommen.

Herr K. weiß davon noch nichts.

Der verkehrte Zahn ist so dünn geschliffen, dass ich bald zusammen mit Herrn K. die Autozeitschrift dadurch studieren kann.

Zusätzlich wartet im Nebenzimmer Frau B. auf mich, deren Zahn ähnlich zerstört ist wie Dresden '45 und abgerissen werden muss.

Das wird kein Elbspaziergang.

Ich hinke, freundlich kalkuliert, zwei Stunden hinter dem Terminplan zurück.

Derweil vergnügt sich meine Frau mit einem Malerjüngelchen an der Ostsee.

Außerdem sterbe ich vor Hunger, habe Kopfschmerzen und bin todmüde.

Herrn K. ist es nicht entgangen, dass die Arbeiten in seinem Munde eingestellt wurden. Mit aufgesperrtem Kiefer versucht er, Blickkontakt herzustellen, doch meine Augen bleiben starr auf das rosa Zähnchen gerichtet.

Ich denke nach.

Die Lage ist verfahren, so viel steht mal fest. Aus irgendeinem Grund steuert heute alles auf einen Abgrund zu. Die simpelsten Dinge gehen in die Hose. Bei »in die Hose« fällt mir ein, wie dringend ich mittlerweile auf die Toilette muss. Aber selbst dafür fehlt die Zeit. Was für ein Tag!

Auf den beschliffenen Zahn starrend, habe ich plötzlich den Eindruck, in dessen Inneren eine Bewegung wahrzunehmen. Ich blinzle mit den Augen. So etwas wie eine kleine Figur, meine ich zu erkennen. Die Figur klopft gegen die Zahnwand, hüpft auf und nieder und hält die Hände trichterförmig vor den Mund. Unauffällig drehe ich mein rechtes Ohr in Richtung des geöffneten Mundes von Herrn K. und lausche. Höre ich da etwas? Ein ganz feines dünnes Stimmchen, kaum mehr als das Wispern des Windes im Herbstlaub: »Hallo«, meine ich zu vernehmen.

Ich linse zu Herrn K. Ob der auch was gehört hat? Der Patient sieht mich mit sorgenvoller Miene an.

»Haben Sie auch gerade …«, setze ich an, werde aber dadurch unterbrochen, dass die Behandlungszimmertür schwungvoll aufgerissen wird. Irina tritt an den Stuhl, blickt mit fragender Miene auf mich herunter, bis ich bemerke, dass ich noch immer mein Ohr an Herrn K.s Mund halte.

»Äh, Folgendes, Irina«, sage ich und straffe mich, »Sie machen bitte einen Abdruck von Zahn 47 mit dem orangenen Abformmaterial. Ich bin in der Zwei. Zeigen Sie mir das Ergebnis, wenn es fertig ist.«

Ich stehe auf und werfe die Handschuhe in den Mülleimer. Den fragenden Blick meiner Mitarbeiterin ignorierend, verlasse ich das

Zimmer. Tatsächlich ist es ungewöhnlich, diesen Arbeitsschritt zu delegieren, aber ein solcher Tag erfordert nun mal ungewöhnliche Maßnahmen. Wird sie schon hinbekommen, die Irina, denke ich und gehe mit schnellen Schritten Richtung Zimmer zwei. Dann mache ich auf dem Absatz kehrt, denn wenn ich jetzt nicht augenblicklich auf die Toilette komme, geschieht ein Unglück. Durch meine abrupte Drehung pralle ich mit Melissa zusammen, die gerade mit einem Tablett voller Instrumente aus dem Sterilisationsraum kommt. Das Scheppern des Metalls hält sich dank unserer weichen Auslegewahre in Grenzen. Dafür ist Melissas Schreckensschrei umso durchdringender. Im nächsten Moment spüre ich die Feuchtigkeit an meiner Hose. Eingenässt? Bitte nicht! Mit Blick auf Melissas Tablett stelle ich erleichtert fest, dass es offenbar ein Schwall Wischdesinfektionslösung ist, der nun meine Hose durchtränkt. Wortlos lasse ich das Mädchen im Flur stehen und eile Richtung WC.

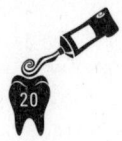

Dreizehn Uhr fünfzehn

In der Stille der Toilettenkabine wird mir bewusst, wie müde ich bin. »Sie üben den anstrengendsten Beruf der Welt aus«, hat mal ein Banker beim Seminar »Ihr Geld, unsere Bank – eine Partnerschaft fürs Leben« vom Podium herunter verkündet, »ein komplettes Arbeitsleben verbringen Sie auf der Grundfläche einer Espressotasse, verdrehen sich dabei die Wirbelsäule wie ein gramgebeugter DNA-Strang und werden pro Tag häufiger mit Angstpsychosen konfrontiert als Sigmund Freud in seinem ganzen Leben. Und wofür das alles?«

Ja genau! Wofür? Das frage ich mich jetzt hier mit heruntergelassenen Hosen auf meinem Praxisklo sitzend. Wofür?

Denn anstatt zu Hause den Rückhalt zu erfahren, der mir als Kämpfer an der Gesundheitsfront zustünde, entschwindet meine Frau mit einem Rudolf-Steiner-Jünger in die schöne Welt der Künste und der inneren Harmonie. Und obwohl ich täglich mein Seelenheil und meine Rückenstatik opfere, mäkeln unzufriedene Patienten, Krankenkassen, Gesundheitspolitiker, Hygieneaufsichtsämter und wer weiß noch alles an mir herum. Als lupenreiner Held der Arbeit – inzwischen stehe ich, die Faust zum sozialistischen Gruß erhoben, die Hose noch in den Kniekehlen, vor dem Waschbecken – sollte mir eigentlich mehr Raum zur persönlichen Entfaltung zugesprochen werden, als … ich suche nach einem griffigen Bild zur Beschreibung meiner Zwangslage, sehe aber nur die arme Wurst im Brötchen vor mir.

Früher! Ja. Früher war ein Zahnarzt noch wer, oder? Eine Respektsperson, wie es so schön heißt.

Alleine was so ein Doktortitel in der Vergangenheit wert war. Gut, okay, den gibt es in der Medizin quasi als Upgrade zum Examen dazu. Die paar Seiten Dissertation eignen sich kaum zum Angeben. Aber das weiß ja außerhalb der Universitätsmauern niemand. Es sei denn, man landet auf einer dieser Plagiatsfahndungslisten. Dann kann sich das zusammengeklaute Meisterwerk plötzlich zum peinlichen Bumerang entwickeln. Ich frage mich, ob ich eigentlich damals abgekupfert habe. Dabei kommt mir der unschöne Gedanke, wie es wohl wäre, wenn der Dekan meiner Universität anriefe, um mich im Flüsterton davon in Kenntnis zu setzen, dass eine unabhängige Untersuchungskommission die auf Mikrofiches gespeicherten Dissertationen der Neunzigerjahre nach Plagiaten durchforstet:

»Sie haben doch damals weite Teile der Ergebnisauswertung von dieser japanischen Kyoto-Studie abgeschrieben. Jetzt häufen sich an den Hochschulen die Kontrollen. Seit die Schavan erwischt wurde, drehen die hier jeden Stein um. Es tut mir leid, aber mir sind die Hände gebunden. Ich kann da gar nichts für Sie tun. Alles Gute und viel Glück.«

Kurzzeitig wird mir etwas schwindelig. Als ich mich an das Waschbecken lehne, lässt mich die kalte Keramik auf meinem nackten Oberschenkel zusammenzucken. Erschrocken ziehe ich mich an, nicht ohne dabei mit Grausen an die Geschichte denken zu müssen, bei der die Mitarbeiterin eines Kollegen, nur wenige Häuserblocks entfernt, eine von diesen inzwischen spottbilligen Minikameras im Klo des Chefs installiert hatte. Der aus diesen Aufnahmen resultierende Internetblog »Chef am abkacken« war ihre heimtückische Rache für eine, so wurde gemunkelt, Affäre mit anschließendem Fallengelassenwerden zugunsten der betrogenen Ehefrau.

Betend, dass mir Ähnliches erspart bleiben möge, blicke ich auf mein Spiegelbild. Es sieht ziemlich besorgniserregend aus. Irgendwie fahl, mein Gesicht. Wäre dies ein Kinofilm, würde ich mich jetzt über das Waschbecken beugen, Wasser in den zur Schale geformten Händen sammeln, um es mir ins Gesicht zu spritzen. Mit den tropfnassen Händen würde ich mir dann durch die Haare fahren und mich anschließend, auf das Waschbecken gestützt, lange und bedeutungsschwer im Spiegel betrachten. Die Zuschauer wüssten dann: Der Mann hat ein Problem. Aber er wird eine Lösung finden. Denn so ist Kino.

Bedauerlicherweise – oder zum Glück? – kniet kein Kamerateam neben mir in der Toilettenkabine. Außerdem hat das Gesicht im Spiegel auch gar keine Ähnlichkeit mit dem von George oder Brad. Obwohl die beiden ja auch keine siebzehn mehr sind.

Wie dem auch sei, ich muss jetzt unbedingt etwas Essbares in die Finger bekommen. Mit so leerem Magen kann kein Mensch mehr klar denken. Eigentlich säße ich bereits seit über einer Stunde an meinem Mittagstisch in der »Osteria Firenze« bei Pasta und Vino.

Ich schaue auf die Uhr. Eine meiner Mitarbeiterinnen muss mir irgendetwas vom Metzger holen. Dann kann ich in der Zwischenzeit den Zahn von Frau B. ans Tageslicht befördern, während Irina sicher schon einen brauchbaren Abdruck von Herrn K.s Bonsaizahn gefertigt hat. Im Anschluss darf sie auch gleich noch das provisorische Krönchen basteln, so lernt das Mädel auch mal was.

Mit diesem Fahrplan aus der Krise verlasse ich die Sanitärräume. Tatsächlich hat mir mein kleines Toiletten-Brainstorming zu neuer Zuversicht verholfen. Schnellen Schrittes passiere ich den Empfangsbereich.

»Brauche bitte was vom Metzger«, rufe ich Brigitte zu, muss jedoch feststellen, dass der Stuhl hinter dem Tresen unbesetzt ist.

»Hallo! Jemand da?«, schreie ich.

Nichts. Schweigen.

Die Tür vom Büro öffnet sich, und Heidi von der Abrechnung steckt den Kopf heraus.

»Die Brigitte macht Mittag. Anrufbeantworter ist an.«

Die Tür schließt sich wieder. Mein leerer Magen rumort. Ich habe keine Lust mehr!

In die Stille hinein ertönt plötzlich ein Schrei. Sekunden später fliegt Behandlungszimmertür Nummer eins auf und Irina erscheint auf dem Flur. Mit hektischen Bewegungen dreht sie den Kopf nach rechts und links. Dabei wirbeln ihre langen Haare wie in einem Shampoowerbespot durch die Gegend. Liegt es am Unterzucker, oder schweben ihre blonden Strähnen jetzt tatsächlich in Zeitlupe durch die Luft? Dann entdeckt sie mich. Das Mädchen hält irgendetwas in der Hand, aber ich kann nicht erkennen was, da sie so aufgeregt damit herumfuchtelt. Sie spurtet förmlich den Gang entlang auf mich zu. Mit vor Schreck geweiteten Augen bleibt sie direkt vor mir stehen und hält mir das Gebilde vor das Gesicht. Unwillkürlich mache ich einen Schritt zurück. Haare! Sie hält mir einen Abdrucklöffel gefüllt mit quietschorangener Abformmasse unter die Nase und an der Masse hängen sehr viele graue Haare. Irina starrt mich an. Ich starre auf ihre Hände. Dann verstehe ich: Da klebt ein Toupet im Abdruck.

»Ich wollte den Löffel … aber der Patent hat so gewürgt«, Irina schüttelt sich, dann stottert sie weiter: »Er hat versucht, sich den Abdruck selber aus dem Mund zu reißen. Ich hab versucht, ihn festzuhalten … und plötzlich …«, sie bricht in ein hysterisches Lachen aus, »war die Pampe in seinen Haaren und alles ist ihm vom Kopf gerutscht … wie so ein Wischmopp … wwwusch!«, sie beginnt erneut kreischend zu lachen.

Ich nehme meiner Mitarbeiterin den behaarten Abdrucklöffel aus der Hand. Zähe Speichelfäden ziehen sich aus der Silikonmasse und pendeln wie Tentakeln Richtung Teppichboden.

Stumm betrachten wir beide das moderne Kunstwerk, das in jeder Beuys-Retrospektive anstandslos seinen Platz zwischen Fettecke und verdreckter Badewanne finden würde. Abgesehen vom Toupet, das sich wie ein Pelzkragen um die Zahnimpressionen legt, ist die Qualität der Abformung erstaunlich gut, zumal wenn man bedenkt, dass der würgende Patient offenbar alles versucht hat, um sich von dem Löffel in seinem Mund zu befreien. Das präparierte Zähnchen von Herrn K. ist messerscharf im Silikon abgebildet. Nur an den Rändern des Kiefers sieht man Spuren des Kampfes in Form von schlierigen Verziehungen in der Abformmasse und, wie mir scheint, Fingerabdrücken des Patienten.

Aber sei es drum. Damit kann man arbeiten. Anerkennend nicke ich Irina zu.

»Wir brauchen eine Schere«, flüstere ich.

Gemeinsam huschen wir in das gegenüberliegende Bürozimmer. Als ich Abdrucklöffel und die tropfenden Haare neben Heidi auf dem Schreibtisch ablege, springt diese mit einem Schrei aus dem Stuhl.

»Pssst!«, ermahne ich sie zur Ruhe. Herr K. muss nicht unbedingt mitbekommen, dass wir seiner Frisur einen neuen Pony verpassen.

»Was ist das denn?«, flüstert Heidi sichtlich angeekelt. Auf dem Heil- und Kostenplan, den sie bis eben bearbeitet hat, bildet sich ein kleiner Speichelsee.

»Ein Notfall«, antworte ich, »Sie schneiden doch sicher zu Hause Ihrem Mann die Haare, oder?«

»Ja. Wieso?«

Ich drücke Heidi die Schere in die Hand und deute auf den Schreibtisch.

»Einmal stufig bitte, vorne kurz, hinten lang.«

Leider freut sich niemand außer mir über meinen, wie ich finde, gelungenen Scherz.

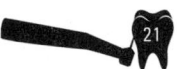

Dreizehn Uhr dreißig

Ohne Irina betrete ich Zimmer eins. Der Mann, der dort im Behandlungsstuhl sitzt, hat bei erster Betrachtung verblüffend wenig Ähnlichkeit mit dem Herrn K., dessen Zahn ich vor einigen Minuten noch bearbeitet habe. Erstaunlich, was so ein paar angeklebte Haare bewirken. Zumal, wenn sie plötzlich weg sind.

Als mich Herr K. den Raum betreten hört, wendet er mir den kahlen Schädel zu, der nur von einem tonsurähnlichen Haarkranz eingefasst wird.

»Herr Doktor«, beginnt er sogleich, und an der Stimme erkenne ich, dass es sich doch noch um denselben Patienten handelt. Nur deutlich gealtert. »Das ist ja wirklich ein sehr unangenehmer Zwischenfall.«

»Ach was«, unterbreche ich und mache eine beschwichtigende Geste, »das hier ist eine Arztpraxis, uns ist nichts Menschliches fremd.«

Diesen Satz wollte ich schon immer einmal sagen. Zumal ich vor einigen Jahren den perfekten Anlass dafür gehabt hätte, den Moment aber ungenutzt verstreichen ließ. Damals saß eine sehr kurvige, nicht unattraktive Mittvierzigerin osteuropäischer Herkunft in ebenjenem Stuhl, in dem jetzt der haarlose Herr K. weilt. Mit dieser Patientin hatte ich eingehend das Für und Wider einer Brückenversorgung in ihrem durch zwei fehlende Zähne verunstalteten Oberkiefer erörtert.

Mit dem für die Weiten des nordöstlichen Kontinents typischen rollenden »R« erklärte mir die Dame eindrücklich, wie lebenswichtig schöne Zähne für sie seien und dass sie keinesfalls mit diesem Makel weiterzuleben gedächte. Ich solle sie doch bitte einmal ansehen, sie sei doch eine »wunderrhüübschä Frrau«, und dann diese Zahnlücken, »niet! So kann nicht weiterrgähn.«

In der Tat war diese Frau ein echter Hingucker. Dank hoher Absätze etwa 1,80 Meter groß, stark geschminkt, sehr blondiertes, sehr langes Haar, knallenger Rock und eine derart auf Passform genähte Bluse, dass ich die Knöpfe daran förmlich unter der Spannung ächzen hörte.

Also eine echte Wuchtbrumme.

Wir kamen überein, dass das mit ihren Zahnlücken unmöglich bestehen bleiben dürfe. Die Probleme entstanden erst, als ich auf den Preis der vorgeschlagenen Therapie zu sprechen kam. Was immer die Frau erwartet hatte, grob geschätzte 2.000 Euro Eigenbeteiligung auf jeden Fall nicht. Verzweifelt erklärte sie mir, dass sie so viel Geld nicht habe als alleinerziehende Mutter, und wieso die Krankenkasse nicht mehr bezahle, das könne doch gar nicht sein, wer solle sich das denn leisten können?

Die übliche Litanei eben, bei der meine Mitarbeiterin wie immer gelangweilt das Zimmer verließ.

Mir blieb nichts anderes übrig, als auf die Regularien des deutschen Gesundheitswesens zu verweisen. Während ich also über solch spannende Themen wie Bonussystem und Basisversorgung referierte, begann die Patientin, ohne Vorwarnung ihre Bluse aufzuknöpfen. Ein unschuldiges Lächeln umspielte dabei ihre dunkelrot bemalten Lippen, während mir meine Gesichtszüge, so nehme ich an, nachhaltig entglitten.

Wie gebannt musste ich auf ihre rosa lackierten Fingernägel starren, die Knopf für Knopf die Zugspannung in den Viskosefasern des weißen Blusenstoffs lockerten. Zum Vorschein kam ein Goldkettchen mit Jesus am Kreuze.

Der Sohn Gottes lag seitlich eingekeilt zwischen zwei Bergen aus sehr weiblichem Haut-, Fett- und Milchdrüsengewebe, welches wiederum von einem roten Spitzen-BH in Form gehalten wurde. Mit Blick auf das Kreuz und dessen appetitlichen Rahmen schoss mir der unpassende Gedanke durch den Kopf, ob dies nicht ein schönes Sinnbild für die Situation der katholischen Kirche, oder gar der Religion insgesamt, sei.

Die Patientin sagte weiterhin nichts, knöpfte und blickte mich freundlich und direkt an.

Ich hingegen war so aus meinem Konzept geschleudert worden, dass mir tatsächlich nichts Dämlicheres einfiel, als sie zu fragen, ob das nicht wehtun würde, das spitze Metallkreuz an so empfindlicher Haut. Woraufhin sie den Anhänger lachend aus seiner Zwangslage befreite, mit den Fingern darüber strich und sagte, nein, nein, der fühle sich dort sehr wohl und geborgen.

Erst in diesem Moment wurde mir bewusst, in welch pikanter und juristisch durchaus brenzliger Situation ich mich befand. Abrupt erhob ich mich von meinem Sitz, trat demonstrativ zwei Schritte vom Behandlungsstuhl weg und bat die Patientin in so strengem Ton wie möglich, sich augenblicklich wieder zuzuknöpfen. Mit gelassener Miene kam sie meiner Aufforderung nach, verpackte alles wieder ordnungsgemäß, erhob sich, strich sich den Rock glatt, streckte mir lächelnd die Hand entgegen, verließ die Praxis und kam nie wieder.

Später ärgerte ich mich, dass ich beim Anblick der beiden Brüste nicht souveräner reagiert hatte. So hätte ich beispielsweise im beruhigenden Duktus von Professor Brinkmann aus der Schwarzwaldklinik brummen können: »Machen Sie sich ruhig frei, gnädige Frau, ich bin Arzt. Mir ist nichts Menschliches fremd.«

Hatte ich aber leider nicht gesagt.

Und jetzt bei dem toupetlosen Herrn K. passt der Satz natürlich nicht halb so gut. Trotzdem entdecke ich so etwas wie Dankbarkeit in seinem Gesicht.

»Der Abdruck Ihres Zahns ist gut gelungen«, bemerke ich mit aufmunterndem Nicken, um die Peinlichkeit des Augenblicks zu vertreiben, »wir befreien nur noch eben Ihre Haare aus der Abformmasse.«

Den zweiten Teil des Satzes, das wird mir in dem Moment bewusst, da er meine Lippen verlässt, hätte ich besser unausgesprochen gelassen.

»Die Heidi«, versuche ich, meinen Fehler direkt wieder auszubügeln, »ist nebenberuflich Friseurin, bestimmt zaubert die Ihnen gerade einen ganz flotten neuen Schnitt.«

Just in dieser Sekunde betritt Irina das Zimmer und drückt mir die Haare des Patienten in die Hand.

Unschlüssig halte ich das Toupet mit zwei Fingern. Soll ich ihm das jetzt aufsetzen? Aber wie herum?

Herr K. nimmt mir die Entscheidung ab, indem er aufsteht, nach seinem Toupet greift und es sich vor dem Spiegel auf den Kopf setzt. Zu dritt blicken wir auf das Spiegelbild des Patienten. Herr K. schraubt und dreht ein bisschen an den Haaren herum, bis er der Meinung ist, dass Vorne vorne und Hinten hinten sitzt, klopft noch mal oben drauf, dreht sich um und setzt sich wieder auf den Behandlungsstuhl. Dann blicken er und Irina mich erwartungsvoll an.

»Ja, also, wunderbar«, sage ich und klatsche in die Hände, »Ihre Behandlung ist für heute beinahe abgeschlossen. Irina wird eben noch eine provisorische Kunststoffkrone für Ihren Zahn anfertigen und dann ab nach Hause mit Ihnen. Ich sage hier schon einmal Auf Wiedersehen. Nehmen Sie die Autozeitschrift ruhig mit.«

Mit diesen Worten strecke ich Herrn K. die Hand entgegen, die er zögerlich ergreift.

»Machen Sie beim Hinausgehen noch einen Termin zum Einsetzen der definitiven Krone aus, ja? Auf bald. Und, äh … nichts für ungut wegen Ihrer Haare.«

Schnell verschwinde ich aus dem Behandlungszimmer und schließe die Tür hinter mir.

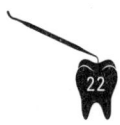

Dreizehn Uhr fünfundvierzig

Hunger! Durst! Ich fühle mich wie nach einem Halbmarathon, bei dem die Verpflegungsstationen vergessen wurden. Oder zumindest vermute ich, dass ich mich nach einem Halbmarathon so fühlen würde. Tatsächlich hindern mich meine 98 Kilo leider am Laufen. Die Knie. Seit dem Frühstück um sieben Uhr habe ich, außer schlechten Nachrichten, nichts mehr zu mir genommen. Diese negative Energiebilanz fordert jetzt ihren Tribut. Mir wird schwindelig. Irgendwas mit Zucker muss jetzt augenblicklich in meine Blutbahn gelangen, sonst können mich die Damen hier im Koma raustragen.

Brigittes Platz ist noch immer leer. Auf dem Flur ist ebenfalls niemand zu sehen. Ich trete hinter den Empfangstresen und beginne, die Schubladen zu durchwühlen, ohne genau zu wissen, wonach ich eigentlich suche. Vielleicht eine vergessene Wurstsemmel oder Pralinen vom letzten Weihnachtsfest. Stattdessen stoße ich auf die Dose mit den üblichen Zahnarzt-Bestechungsgeschenken für Kinder.

Kleine scheußliche Gummifigürchen, vermutlich Abfallprodukte bei der Herstellung von Wischlappen oder Dichtungsmasse. Dennoch können wir immer wieder beobachten, wie gierig sich die Kleinen nach überlebter Behandlung auf diesen Plunder stürzen. Man könnte meinen, in deutschen Kinderzimmern gäbe es sonst nur langweiliges handgefertigtes Holzspielzeug aus dem Erzgebirge, so groß ist die Begeisterung für den sicherlich auch noch krebserregende Plastikramsch. Vermutlich ist es der Sammelinstinkt, der bei den Dreijährigen schon prächtig ausgebildet ist. Gut, wenn Mama die Raffgier noch unterstützt, indem sie dem bereits mit beiden Händen in der Spielzeugbox wühlenden Nachwuchs empfiehlt, sich ruhig zwei oder drei Sachen auszusuchen: »Nimm doch auch noch was für den Marc Kevin und die Luna Fee mit.«

Dabei sollte ich derjenige sein, der eine Belohnung erhält, denn Kinder auf dem Zahnarztstuhl kosten mich Nerven und Geld. Denn leider berücksichtigt unser Gebührenkatalog nicht, dass Kinderbehandlung grundsätzlich immer bedeutet, die begleitende Mutter mitversorgen zu müssen. Sitzungen wie die folgende müssten doppelt abgerechnet werden dürfen:

»Na, wie heißt du denn?«

Leise genuschelt: »Asoi.«

»Wie bitte?«

Etwas lauter genuschelt: »Ann-Sophie.«

»Aha! Ann-Sophie. Schön. Hübscher Name! In welche Klasse gehst du denn?«

Keine Antwort.

»Also Ann-Sophie, deinen Milchzahn wollen wir heute rausmachen, damit die Frau Doktor Kieferorthopädin mit deiner tollen Spange anfangen kann. Stimmts?«

Keine Antwort.

»Freust du dich auf die Zahnspange? Hast dir doch bestimmt schon eine coole Farbe dafür ausgesucht, oder?«

Keine Antwort. Böser Blick.

»Okay. Also … ich werde dir jetzt eine kleine Spritze für deinen Zahn geben. Machst du mal den Mund auf?«

Keine Antwort. Dafür kullert die erste Träne über das kleine Gesicht.

Mami, die das lautlose Weinen telepathisch über den Mutter-Kind-Kanal empfangen haben muss, kommt aus dem Zimmerhintergrund hervorgeschossen.

»Ann-Sophie, Schätzchen, wir haben das doch besprochen! Der Onkel Doktor gibt dir eine winzige Spritze, das macht nur einen ganz kleinen Piks, und dann schläft dein Zähnchen ein. Ist gar nicht schlimm!«

Ann-Sophie sagt nichts, starrt auf ihre Schuhe mit dem rosa glitzernden Einhorn.

»Ann-Sophie, Mäuschen«, bettelt die Mutter, »du hast es mir versprochen, weißt du noch?«

Das Kind weiß es nicht mehr.

Derweil wohne ich dem Monolog teilnahmslos bei, die Spritze nutzlos in der Hand. Ich ahne bereits, wie die Geschichte ausgehen wird.

»Vielleicht können wir es ja ohne die Spritze versuchen«, bittet mich die Mutter und setzt ihr Rehaugen-Bambi-Gesicht auf, »der Zahn wackelt ja auch schon.«

Ich setze zur Erwiderung mein Ich-bin-der-Arzt-dem-Sie-Ihr-Kind-anvertrauen-können-Gesicht auf, lege die Spritze beiseite und wende mich Ann-Sophie zu.

»Lass mich mal an deinem Wackelzahn wackeln.«

Keine Reaktion.

Mutters Stimme gewinnt jetzt deutlich an Höhe und Intensität: »Mach jetzt bitte den Mund auf, Ann-Sophie, sonst gehen wir nachher doch keine Schuhe mehr kaufen.«

Tatsächlich bewegen sich die Lippen des Kindes etwa einen Zentimeter auseinander. Die Chance ergreifend, quetsche ich meine Finger todesmutig dazwischen. Ann-Sophie gibt nach und öffnet den Mund so weit, dass ich den Milchzahn umfassen und ein bisschen daran wackeln kann. Sofort schreit das Kind auf. Tränen schießen springbrunnenartig wie bei einer Comicfigur aus seinen Augen. Dann erhebt Ann-Sophie ihr bis dahin nicht vorhandenes Stimmchen zu einem veritablen Gekreisch.

Ich befreie meine Finger aus dem Mund des Kindes und rücke vom Behandlungsstuhl ab, um Platz für Mami zu machen, die sich über ihr Töchterchen wirft.

Aus dem anschließenden Geflüster kann ich die Worte »neue Schuhe« und »Lillifee« heraushören. Dann öffnet sich Ann-Sophies Mund erneut. Ihre Augen, aus denen weiterhin Tränen quellen, hält sie fest geschlossen. Mami hat sich mit auf den Behandlungsstuhl gequetscht und sitzt jetzt halb auf meinem Schoß, die Hände ihrer Tochter pressend.

»Störe ich Sie so?«, flüstert sie mir zu. »Geht das?«

Muss ja wohl, denke ich und halte fragend die Spritze hoch, woraufhin mir die Mutter zunickt. Zwischen den Armen von Mutter und Kind hindurch schlängele ich mich unter ergonomisch äußerst ungünstiger Wirbelsäulenverkrümmung zu meinem Zielobjekt vor. Als die Kanülenspitze Ann-Sophies Zahnfleisch berührt, durchfährt ein Ruck den gesamten Behandlungsstuhl, weil Mutter und Kind einen Wettkampf im Händedrücken beginnen. Ich selber spüre, wie mein Rücken zu protestieren beginnt, wage aber nicht, mich zur Entlastung meiner geschundenen Bandscheiben auf dem weich aussehenden Oberkörper von Ann-Sophies Mami auszuruhen. Während ich den Spritzenkolben sachte nach unten drücke, atmet mir Mami hektisch ins rechte Ohr. Ächzend richte ich mich schließlich wieder auf und sehe das Kopfschütteln meines Physiotherapeuten vor meinem inneren Auge.

»Guck, war doch gar nicht schlimm, oder, mein Häschen?«, ruft die Mami erleichtert. »Jetzt schläft das Zähnchen ein.«

Eine Minute später liegt das Zähnchen in der rosa »Hello-Kitty Mitnehmdose«. Vorne am Tresen deckt sich Ann-Sophie mit Gummifigürchen made in Bangladesh ein, während ich mit gebeugtem Rücken versuche, eine Voltaren-Tablette herunterzuspülen.

Da man das Plastikspielzeug, wie ich einem nützlichen Warnhinweis auf der Verpackung entnehme, nicht essen soll, setze ich meine Schreibtischdurchsuchung fort. Ich stoße auf zwei Kaugummis mit Cola-Zimt-Geschmack, die ich mir gierig in den Mund stopfe. Kauend greife ich zum Telefon, wähle die Nummer von der Pizzeria »Forza Italia« im Hochhaus gegenüber und bestelle mir eine Quattro Stagione, mittlere Größe mit doppelt Salami.

Dann eile ich den Flur Richtung Behandlungsraum zwei entlang. Die flackernde Neonröhre im hinteren Teil des Ganges hat sich inzwischen darauf verlegt, nur noch kurze Lichtstoßseufzer durch die Glasampulle zu senden. Gehen jetzt hier endgültig die Lichter aus? Der schwach glimmende Punkt, der von links nach rechts durch die Röhre wandert, erinnert ein bisschen an die Nulllinie eines EKGs. Steht es so schlecht um mich? Habe ich das Rad überdreht?

Ein letztes Mal flammt die Neonröhre auf. Dann erlischt das Licht endgültig. So wie damals, denke ich, als eine männliche Faust dafür sorgte, dass es bei mir im Kopf so dunkel wurde wie jetzt in dieser Leuchtstoffröhre. Bevor er zuschlug, hatte der Kerl in ebenjenem Zimmer, in dem nun Frau B. auf mich wartet, mit vor der Brust verschränkten Armen gestanden und in südosteuropäisch eingefärbtem Englisch das Wort für seinen Kollegen geführt. Dieser hockte zusammengesunken auf dem Behandlungsstuhl und führte wortlos die Anweisungen seines Chefs aus, zum Beispiel den Mund zu öffnen und zu schließen, damit ich ihn untersuchen konnte. Optisch kam der Stumme dem Klischee eines Kleinkriminellen ziemlich nahe. Allerdings einer von der gescheiterten Version. Denn seine Kleidung, und überhaupt der ganze Mensch, machte einen komplett heruntergewirtschafteten Eindruck. Verschmutzte, von ein paar fadenscheinigen Restfäden zusammengehaltene Textilien umgaben seine knochige Figur. Unsympathisches finsteres Ohrfeigengesicht. Der Wortführer dieses Gangstergespanns trug irgendwelche Jeans und eine nichtssagende Jacke. An ein Gesicht kann ich mich bei ihm nicht mehr erinnern. Wahrscheinlich besaß er keines. Dafür habe ich noch seine heisere Stimme im Ohr, mit der er mir auftrug, seinen Kollegen zu untersuchen. Der Befund des Stummen wies deutlich mehr Lücken als Zähne auf. Ein paar übrig gebliebene Ruinen ragten wie einsame Grabsteine aus dem Kiefer, halb zerfallen und durchlöchert.

Echter Mundschrott. Ich fragte, wo der Schmerz am drängendsten sei, damit wir mit der unvermeidlichen Serienextraktion beginnen könnten. Daraufhin erhielt ich die verblüffende Antwort, man wolle lediglich ein großes Röntgenbild anfertigen lassen. Die weitere Behandlung werde man dann im billigeren Ausland durchführen lassen. Angesäuert erwiderte ich, wir befänden uns hier nicht bei der Sendung *Wünsch dir was.* Wenn der Herr gedenke, sich im Ausland sanieren zu lassen, nur zu, aber dann solle auch dort das notwendige Bildmaterial erstellt werden. Oder sehe das hier aus wie ein Photoshop? Nein? Eben!

Also was nun? Zahn raus oder Patient raus?

Anstatt den Raum zu verlassen, kam der Chef näher auf mich zu, stützte sich auf den Tisch und sagte, er werde bleiben, bis ich das geforderte Röntgenbild gemacht habe. Die Temperatur im Zimmer sank abrupt auf gefühlte –3 Grad. Die Stimmung wurde bedrohlich. Ich sah, wie das Gesicht meiner Mitarbeiterin die meisten seiner Farbanteile verlor und das fiese Grinsen des Chefs sich zu einer Angst einflößenden Grimasse verzog. Angesichts dieser unverhohlenen Drohung habe ich vermutlich ziemlich verdutzt aus meinem gebügelten Arzthemdkragen geguckt.

Was tun, überlegte ich angestrengt. Solch ein aggressives Verhaltensmuster war in den Seminaren »Erfolg durch Kommunikation« nie durchgespielt worden.

»X-ray«, schnarrte der Kerl mit heiserer Stimme.

»No way«, antwortete ich, und es klang wie der Refrain eines schlechten Rapsongs.

Da trat er auf mich zu und schlug mir ohne weiteren Kommentar die Lichter aus.

Mein knurrender Magen holt mich zurück auf den braunen Teppichboden der Realität. Und diese Realität heißt Frau B. Vor wie vielen Stunden hat diese Patientin eigentlich etwas anderes als meine Finger zwischen die Zähne bekommen? Seit heute Morgen liegt sie bei mir auf dem Stuhl und hangelt sich vermutlich schon längst von Hungerast zu Hungerast. Mit Befremden stelle ich fest, dass mir die Patientin anfängt leidzutun. Das ist ein neues und ungewohntes Gefühl. Vielleicht sollten Frau B. und ich gleich zusammen bei Chianti und Kerzenschein meine Pizza essen? Direkt im Behandlungsstuhl. Serviette auf dem Schoß, Rotweinglas neben Zange und Hebel auf dem Schwenktisch und dann die Extraktionswunde mit Hefeteig und Mozzarella tamponieren. Möglicherweise könnte ich mit diesem ungewöhnlichen Service-Angebot wieder ein paar Punkte bei Frau B. gutmachen. Allerdings sind essende Menschen, deren Kaumuskulatur durch Injektion eines halben Dutzends Ampullen Anästhetikums die Sensibilität eines Wiener Schnitzels aufweist, kein appetitlicher Anblick.

Dieses taube Gefühl infolge einer zahnärztlichen Spritze ruft regelmäßig ausgesprochen unangenehme Momente zwischen Patienten und dem zahnärztlichen Personal hervor: »Oh Entschuldigung, ich hab überhaupt gar kein Gefühl mehr im Mund«, stellt der Patient sabbernd fest, während ihm Flüssigkeit aus den Mundwinkeln rinnt. Dann spuckt er weiträumig ein Gemisch aus Blut, Wasser und Speichel am Speibecken vorbei ins Behandlungszimmer.

»Ach, das macht doch nichts«, antwortet die angestrengt lächelnde Mitarbeiterin und beginnt, in gebückter Haltung Stuhl und Boden aufzuwischen.

»So etwas Verrücktes! Alles taub«, wundert sich der Patient und spuckt erneut aus. Direkt der neben ihm auf allen vieren wischenden Mitarbeiterin auf den Rücken.

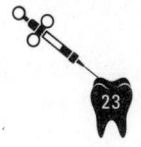

Vierzehn Uhr

Ich atme tief ein und betrete das Behandlungszimmer zwei. Frau B. steht, den Rücken mir zugewandt, vor der kleinen Garderobe und kruschtelt in ihrer dort aufgehängten Handtasche. Offenbar hat sie mich nicht gehört, denn sie fährt fort, Dinge aus ihrer Tasche in ihren Mund zu befördern. Erst als ich die Tür hinter mir schließe, dreht sie sich erschrocken um.

»Ach Sie sind es, Herr Doktor, Sie habe ich hier ja gar nicht mehr erwartet.«

Der forsch-ironische Ton überrascht mich etwas. Was schmeißt die sich da ein? Kleine Muntermacher?

»Ich musste ganz dringend meinen Zuckerspiegel liften«, erklärt Frau B. und hält mir eine Handvoll Schokoladeneier entgegen, »Ostereier. Hab ich das ganze Jahr im Haus. Die sind so praktisch für unterwegs.«

Zustimmend nickend greife ich mir ein in hellgelbes Silberpapier eingewickeltes Ei. Vollmilch-Eierlikör. Erstaunt betrachte ich den Rest der Auswahl in Frau B.s ausgestreckter Hand: Kirschwasser-Krokant, Zartbitter-Grand Marnier, Cognac-Trüffel. Respekt! Ein Blick in den offenen Mülleimer erklärt die aufgelockerte Stimmung. Das beachtliche Häuflein aus Schnapseierverpackungen deutet darauf hin, dass Frau B. sich in den vergangenen Minuten den alkoholischen Gegenwert von zwei bis drei Kurzen einverleibt hat.

Auf nüchternen Magen und in Kombination mit der Menge verabreichten Anästhetikums bedeutet das für Frau B.s Leber: Ärmel hochkrempeln.

Auffordernd wedelt die Patientin mit ihrer Hand vor meiner Nase herum. Ich greife zur Grand-Marnier-Variante, während sich Frau B. ein Eierlikörchen pellt.

»Wir müssten dann mal weitermachen«, sage ich, das Schokoei von einer Backe in die andere schiebend, und deute mit dem Kopf auf den Stuhl.

»Ja was wollen Sie denn noch alles mit mir anstellen, Herr Doktor?«, fragt Frau B. mit gespielter Empörung. Ich glaube tatsächlich, dass sie ein bisschen beschwipst ist.

»Heute Morgen bin ich mit ein klein wenig Zahnweh zu Ihnen gekommen, und jetzt wird es bald dunkel draußen und Sie sind immer noch nicht fertig. Noch ein Ei?«

Sie streckt mir die letzten beiden Exemplare entgegen. Beide mit Schwarzwälder Kirschwasser.

»Hm, tja, in der Tat«, ich nehme mir ein Osterei, »es läuft nicht ganz nach Plan. Wissen Sie, der ganze Tag ist irgendwie«, ich zerbeiße die Schokoladenhülle, »mühsam.«

Der hochprozentige Schnaps brennt sich meine Speiseröhre entlang, deren Ausgang direkt in meinem Gehirn zu münden scheint.

»Alles geht heute irgendwie schief.«

Zwar bemerke ich den jammernden selbstbemitleidenden Tonfall in meiner Stimme, doch das hindert mich nicht daran, fortzufahren: »Die einfachsten Handgriffe sitzen nicht. Ich treffe falsche Entscheidungen. Und zu Hause geht es auch gerade voll den Bach runter.«

Jetzt rede ich mich um Kopf und Kragen! Kaum zu glauben, dass ich soeben dabei bin, die Patientin in meine Eheprobleme einzuweihen. Aber Frau B., das letzte Schnäpschen lutschend, schaut mich mit leicht zur Seite geneigtem Kopf an und hört zu. Damit erinnert sie mich ein bisschen an meine Therapeutin, was mich veranlasst weiterzuplappern: »Kennen Sie das Gefühl, wenn alles aus den Fugen gerät? Heute morgen um acht war die Welt noch wie immer. Ich gehe in die Praxis. Schaue den Leuten in den

Mund. Repariere Zähne. Übrigens einer der dämlichsten Berufe der Welt, das kann ich Ihnen nebenbei mal verraten. Glauben Sie mir das?«

Frau B. nickt, greift nach ihrer Handtasche und befördert eine neue Schnapseierpackung hervor. Während sie mir aufmunternd zulächelt, entferne ich die dünne Alufolie von einem blasslila Ei und schiebe es mir in den Mund. Williams Birne. Heiliger Strohrum. Fehlt nur noch, dass wir mit unseren Schoko-Willis anstoßen und uns das »Du« anbieten.

»Und heute Morgen«, fahre ich kauend fort, »war mit meiner Frau auch noch alles in Ordnung. Wir haben gemeinsam gefrühstückt, sie ihre bioaktiven Körnchen und, ich glaube, Gurkensaft mit Chia-Samen, ich zwei Mettbrötchen mit Kaffee. Sie liest den Kommunalteil vom *Stadtanzeiger*, ich die *Sportbild*. Alles wie immer eben. Und plötzlich erfahre ich von meiner Tochter, dass sich meine Frau eine Auszeit von mir nehmen will. Überlegen Sie mal! Einfach so. Zack. Weg.«

»Mein Mann ist auch schon lange weg«, antwortet Frau B., »das hat auch Vorteile. Glauben Sie mir.« Sie kichert leise in sich hinein.

»Ich hätte ihn mit meinem dauernden Gerede aus dem Haus getrieben, hat er gesagt. Das hätte ihn wahnsinnig gemacht, hat er gesagt. Ständig von mir herumkommandiert zu werden, ständig erklärt zu bekommen, tu dies, tu jenes, das würde einen Mann verrückt machen, hat er gesagt. Und ist gegangen.«

Frau B. schaut mich etwas schief an, wohl eine Folge der Betäubungsspritzen. Aus ihrem rechten Mundwinkel läuft Schokolade unter das Lätzchen.

»Kennen Sie den Witz?«, fragt sie unvermittelt.

»Was sagt die Ehefrau zu ihrem Mann, bevor der aus Verzweiflung aus dem Fenster springen will?«

»Nimm den Müll mit«, antworte ich.

»Schade, den kannten Sie schon.« Frau B. seufzt. »Aber so war es bei mir und meinem Mann. Tja. Wollen wir weitermachen?«

Ich nicke, und Frau B. machte es sich wieder auf dem Behandlungsstuhl bequem.

»Muss der Zahn denn wirklich raus?«, fragt sie, während die Rückenlehne langsam in die Waagerechte gleitet.

»Es tut mir wirklich leid«, sage ich nickend und stelle fest, dass ich es tatsächlich so meine. Irgendetwas hat sich verändert. Wo ist nur mein Ärger über diese Patientin geblieben?

»Da ist ein zu großes Loch zwischen den Wurzeln ihres Zahns. Das kann man nicht mehr reparieren.«

Soll ich ihr jetzt auch noch beichten, dass dieses Loch durch meine Grobmotorik entstanden ist?

»Wenn Sie einen Kunstfehler zugeben«, hat uns einmal eine erschreckend junge Anwältin beim Seminar »Recht haben heißt noch lange nicht recht bekommen« gewarnt, die mit Headset und knallenden Pfennigabsätzen von der Bühne zu uns sprach, »sind Sie juristisch nicht mehr zu retten. Dann können Sie sich begraben. Also tun Sie es nicht! Wir hauen Sie da raus. Aber halten Sie den Mund, und überlassen Sie uns das Reden.«

Dieses Mädchen im Businesslook blickte ins Auditorium, und wir konnten förmlich ihre Gedanken lesen: Klappe halten, ihr kleinen Handwerker. Gut bezahlte Klempner mit Hochschulzertifikat. Wenn ihr versucht, zwei zusammenhängende Sätze zu artikulieren, schämt man sich doch dafür, die gleiche Universität besucht zu haben.

»Ich verstehe das einfach nicht«, Frau B. schüttelt langsam den Kopf, »es hat die letzten Tage eigentlich nur ein bisschen wehgetan, bei Heiß und Kalt. Manchmal bei Süßem. Und jetzt stellt sich heraus, dass der ganze Zahn zerstört ist. Ich habe aber auch ein Pech mit meinen Zähnen.«

»Tja, manchmal kann das Leben schon ungerecht sein«, murmele ich in meinen Mundschutz, »aber zum Glück können wir die Zahnlücke ja bald wieder schließen. Eine kleine Brücke und alles ist fast wieder, als wäre nichts gewesen.«

Ich nehme mir vor, den Kostenvoranschlag für die neue Brücke mit einem Ausgleichsrabatt wegen schlechtem Gewissen zu versehen.

»Ich möchte aber lieber ein Implantat«, bemerkt Frau B., »hat sich meine Schwägerin auch machen lassen. Sie ist ganz begeistert davon, wie natürlich sich das anfühlt.«

Klingt jetzt eher nach einem Brustimplantat, denke ich. »Na ja, das sehen wir dann, wenn es so weit ist. Jetzt muss ich Ihnen aber noch mal eine Spritze geben.«

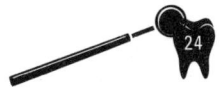

Vierzehn Uhr zwanzig

Kauend betritt Melissa das Behandlungszimmer. »Mahlzeit«, ruft sie gut gelaunt in die Runde. Offensichtlich hatte das Mädchen eine angenehme Mittagspause.

»Oberkiefermolarenzange rechts und abgewinkelter Hebel mittlere Größe«, lautet meine Begrüßungsformel.

Melissa stutzt für einen Augenblick, schaut auf Frau B. und scheint zu überlegen, ob das tatsächlich noch die gleiche Patientin von heute Morgen acht Uhr fünfzehn sein kann. Ihren sich entspannenden Gesichtszügen nach zu urteilen, kommt sie zu der Erkenntnis, dass das letztlich nicht ihr Problem ist. Ohne übertriebene Eile kramt sie in den entsprechenden Schubladen nach dem gewünschten Instrumentarium. Frau B. und ich schauen ihr interessiert dabei zu.

»Wir wären dann so weit, Frau Bauer«, stelle ich nach einer Weile fest, »wie sieht es denn bei Ihnen so aus?«

»Momentchen noch«, flötet Melissa.

»Handschuhe wären auch eine gute Idee«, sage ich, als sich das Mädchen mit nackten Händen zu uns setzt.

»Oh ja«, lacht sie und erhebt sich von ihrem Hocker, nicht ohne mit Wucht an mein Knie zu stoßen.

»Schuldigung. Ups!«, beim Rückwärtsausparken hat sie den Schwenktisch mit dem Ellenbogen touchiert. Scheppernd landet der Hebel auf dem Boden.

Ich wende meinen Kopf ab und blicke aus dem Fenster. Die gegenüberliegende graue Hochhausfront glotzt mit ihren unzähligen spiegelnden Fenstern zurück. Aber über diesem Berg aus Beton und Glas sehe ich hübsche Wattebauschwolken, die gemächlich über den farblosen Himmel ziehen. Ein Schwarm Vögel gleitet in lockerer Formation aus meinem Blickwinkel. Schon auf dem Weg in den Süden, überlege ich und verspüre urplötzlich das dringende Bedürfnis, ebenfalls irgendwohin zu fliegen. Ins Warme. In die Sonne. Bloß weg.

»Da bin ich«, stellt Melissa fest und zeigt uns ihre behandschuhten Hände.

»Mundschutz?«, frage ich leise.

Seufzend, aber betont vorsichtig rollt Melissa wieder auf ihrem Hocker vom Behandlungsstuhl weg, dreht sich um und verknotet die Bändel eines frischen Mundschutzes hinter ihrem Kopf. Ob sie dabei lacht oder flucht oder mich zur Hölle wünscht, weiß ich nicht. Auch ihrem Blick, als sie schließlich wieder bei Frau B. und mir Platz nimmt, ist nicht zu entnehmen, was sie denkt. Das Kind ist siebzehn oder achtzehn Jahre jung. Was geht in einem solchen Kopf vor sich? Ich habe keine Ahnung. Melissa, Irina, Brigitte, Tag für Tag arbeiten wir so eng zusammen, und dennoch sind mir diese Menschen ein völliges Mysterium. Was halten die wohl wirklich von mir? Bin ich für die Frauen lediglich der Chef, der am Monatsende das Gehalt überweist? Wahrscheinlich ist es so. Eigentlich traurig. Aber ich spüre auch, dass es mich nicht ernsthaft interessiert. Ich möchte hier zum Ende kommen. Möchte raus aus der Praxis. Die Türe zumachen. Nach Hause und über mein aus den Fugen geratenes Leben nachdenken.

Das Öffnen der Behandlungszimmertür reißt mich aus meinen Tagträumen.

»Haben Sie eine Pizza bestellt?«, ruft Brigitte, die mit einem bunten »Forza Italia«-Karton in der Hand auf dem Flur steht. Der typische Duft von warmem Hefeteig und Knoblauch erobert das Zimmer. Ich spüre, wie mir schlecht wird. Die vielen Schoko-Schnaps-Eier haben in meinem Magen einen ganz eigenen Teig gebildet.

»Ja«, antworte ich, »ist jetzt aber ungünstig. Stellen Sie sie in mein Büro. Oder essen Sie die Pizza, ich habe gar keinen Appetit mehr.«

»Gerne!«, ruft Brigitte, hörbar angetan von dem Vorschlag, und schließt die Tür.

»Ich habe auch mal eine Pizza mit Knoblauch bestellt«, meldet sich Melissa ganz unvermutet zu Wort, »da waren die Knoblauchstücke ganz komisch hart. Dann habe ich gemerkt, dass das abgeknipste Zehennägel waren. Seitdem esse ich keinen Knoblauch mehr.« Sie kichert. Frau B. schluckt und schließt die Augen.

»Okay, dann wollen wir mal.« Ich greife zum Hebel und setze das Instrument seitlich an den zerstörten Zahn an. Mit Druck schiebe ich das Metall an der Zahnwurzel entlang in die Tiefe. Nach wenigen Millimetern stoße ich auf den harten Kieferknochen. Mit hebelnden Bewegungen versuche ich, die Fasern, an denen der Zahn im Knochenfach aufgehängt ist, zu zerreißen. Das Gleiche wiederhole ich von verschiedenen Seiten des Zahns. Aber der rührt sich nicht. Sitzt wie einbetoniert. Wirklich erstaunt bin ich darüber nicht. Schließlich deutet bereits das Röntgenbild vom heutigen Morgen an, dass dieser Zahn die Mundhöhle nicht freiwillig und ohne Gewalt verlassen wird.

»Lindemannfräse«, sage ich zu Melissa.

Sie reicht mir den schlanken Bohrer, und ich erkläre Frau B., dass ich gedenke, den Zahn in drei Teile zu zersägen, um die Wurzeln einzeln zu entfernen. Die Patientin nickt, ohne den Mund dabei zu schließen oder die Augen zu öffnen. Die wünscht sich auch, dass es endlich vorbei ist, denke ich und beginne, die am Gaumen liegende Hauptwurzel vom Rest des Zahns zu separieren. Anschließend durchtrenne ich die beiden wangenwärts befindlichen Wurzeln voneinander. Mit dem Hebel spreize ich die separierten Zahnsegmente auseinander, bis ein leises Knacken zu hören ist. Erschrocken reißt Frau B. die Augen auf, aber ich nicke ihr beruhigend zu.

»Das war eine Sollbruchstelle. Alles in Ordnung.«

Frau B. schließt die Augen wieder, und ich greife zur Wurzelspitzenzange. Die pfahlförmige Hauptwurzel lässt sich gut greifen und durch Rotationsbewegungen aus dem Knochen entfernen.

Als Nächstes lockere ich behutsam Wurzel Nummer zwei, wohl wissend, dass diese laut Röntgenaufnahme deutlich graziler als die vorhergehende ist. Aber auch Nummer zwei erblickt kurz darauf das Licht der Welt.

Noch die letzte Wurzel, denke ich, und träume bereits davon, Frau B. einen Tupfer zwischen die Zahnreihen zu klemmen und der Patientin Lebewohl zu sagen. Anschließend werde ich Brigitte kurz beim Pizzaessen unterbrechen und bitten, alle weiteren Patienten nach Hause zu schicken. Denn der Chef, also ich, ist fertig. Fix und fertig. Reif für die Kur. Oder für die Couch. Mit oder ohne Therapeut am Kopfende, das wird sich noch zeigen. Aber erst mal keine Patienten mehr. Keine Zähne mehr.

Welch herrlicher Gedanke!

Ich schiebe die scharfe Hebelspitze zwischen Knochen und verbliebenes Zahnfragment. Dann beginne ich zu hebeln. Leider muss ich bald feststellen, dass diese dritte Wurzel komplett unbeweglich im Kiefer steckt.

Aber warum, zum Henker, wie kann das sein? Eine einzelne Wurzel kann sich doch nicht derart festkrallen. Ich versuche, das Instrument mit noch mehr Druck in den feinen Parodontalspalt zu drücken. Wenn ich jetzt mit dem Hebel abrutsche, überlege ich, habe ich gute Chancen, ähnlich berühmt zu werden wie jener Zahnarzt in Amerika. Angeblich ist dem Kollegen beim Versuch, einen Zahn zu extrahieren, der Hebel vom Zahn abgeglitten und ungebremst in den dahinter liegenden Rachenraum des Patienten gesaust. In einschlägigen Zahnarztforen wird behauptet, die Hebelspitze sei aufgrund des Drucks, den der Kollege auf das Instrument ausgeübt hatte, seitlich der Halswirbelsäule wieder ausgetreten und im Polster der Nackenstütze des Behandlungsstuhls verschwunden. Der Patient war also nicht nur lebensgefährlich verletzt, sondern auch noch am Stuhl festgetackert, sodass die eintreffenden Sanitäter zunächst einmal ihre liebe Mühe damit hatten, ihn vom Sitz zu lösen.

Da ich ein ähnliches Schicksal sowohl mir als auch Frau B. erspa-
ren möchte, halte ich schützend meinen linken Zeigefinger hinter
den Zahn, sodass das abrutschende Instrument im schlimmsten
Fall meinen Finger perforiert, aber nicht den Hals der Patientin.
Das bedeutet allerdings, dass ich mit beiden Händen inklusive dem
von Melissa gehaltenen Sauger plus einem Wangenhalter in Frau B.s
Mund knie. So ähnlich dürfte es sich zumindest für die Patientin
anfühlen. Tatsächlich liege ich nur mit halbem Gewicht auf ihrem
Oberkörper. Aber die verfluchte Wurzel rührt sich nicht. Hat die
vielleicht ein Gewinde?

Ich bemerke, wie mein Rücken Anstalten macht, sich in dieser
verdrehten, nach rechts vorne seitlich abgewinkelten Haltung zu
verkrampfen. Kurz spüre ich jenes teuflische Zucken im Bereich
der oberen Lendenwirbel, diesen klaren Vorboten eines veritablen
Problems, das erniedrigende Tage in senil-gebeugter Schonhaltung
ankündigt. Und jede Menge entzündungshemmende Schmerz-
mittel.

Die Geschichte muss jetzt zu Ende gebracht werden. Ich kann
nicht mehr und will nicht mehr! Der viel zitierte Akku ist nicht leer,
denn das würde bedeuten, dass man ihn einfach wieder aufladen
könnte. Aber, da gibt es nichts mehr aufzuladen. Mein Akku ent-
puppt sich als simple Einwegbatterie. Und die gehört jetzt in den
Sondermüll. Kannste wegschmeißen.

Also erhöhe ich noch einmal den Hebeldruck, und mit einem
hässlichen Knacks bricht die Wurzel.

Ich sacke in mich zusammen. Alle Körperspannung entweicht
wie bei einem Zelt, wenn der letzte Hering gezogen wurde. Das
kann doch jetzt nicht wahr sein! Mit einem Fuß bereits auf der
Ziellinie, katapultiert mich dieses Geräusch zurück auf Los. Eigentlich sogar noch weiter zurück: Ich bin soeben heruntergefallen vom
Spielbrett. Die kleine weiße Plastikfigur Dr. Z kullert hilflos unter
den Spieltisch der Medizingeschichte und verstaubt dort als un-
beachtete Fußnote im deutschen Zahnärzteregister.

Auch Frau B. hat das Geräusch vernommen. Melissa ebenso. Beide schauen mich traurig an. Mit hängenden Schultern, den Hebel, von dessen Spitze Blut tropft, in der Hand, sitze ich auf meinem Hocker und starre ins Leere. Erwähnte ich bereits, dass ich keine Lust mehr habe?

»Die Chirurgie-Box, Melissa, wir klappen auf«, sage ich leise.

Das Mädchen zögert für einen Moment. Sie scheint wenig begeistert von der Vorstellung dessen, was uns jetzt bevorsteht. Dann bewegt sie sich aber doch.

»Aufmachen. Sicht verschaffen. Immer! Nicht lange im Dunkeln herumhühnern. Daran erkennt man den Chirurgen.« So oder so ähnlich hatte es uns Privatdozent Dr. Dr. Bachmann, seines Zeichens größter Chirurg des Universitätsklinikums zu Köln, immer wieder eingebläut. »Seien Sie nicht so hasenfüßig! Dann blutet es eben, na und? Dafür gibt es schließlich Nadel und Faden.«

Melissa öffnet das steril verpackte metallische Instrumententray. Darin lagern hübsch nebeneinander all die Werkzeuge, die der Eröffnung, dem Ausräumen und dem Wiederverschließen der menschlichen Hülle dienen. Es sind dies ausnahmslos unsympathische, man könnte auch sagen angstbesetzte, Gegenstände.

Als mein Blick auf diese Komposition des Grauens fällt, erwäge ich kurz, den abgebrochenen Wurzelrest einfach dort zu belassen, wo er ist, und die Behandlung für beendet zu erklären. Doch irgendeine lästige moralisierende Stimme in meinem Kopf teilt mir mit, dass ich das Quantum dessen, was man sich als Zahnarzt pro Tag an Unehrlichkeiten leisten kann, bereits ausgeschöpft habe. Und auch wenn mir diese Einsicht im Augenblick ganz und gar nicht gefällt, so muss ich mir doch eingestehen, dass sie recht hat. Diesen Albtraumtag, so nehme ich mir vor, werde ich ohne weitere Lügen zu Ende bringen.

Also los!

»Wir müssen einen externen Zugang zu dem Zahnrest schaffen«, erkläre ich Frau B., »leider ist, wie Sie ja akustisch mitverfolgen konnten, der gekrümmte untere Teil der Wurzel abgebrochen und sitzt jetzt so tief im Knochen, dass ich ihn von oben nicht mehr sehen, geschweige denn fassen kann. Besser ich lege noch mal ein bisschen Anästhetikum nach.«

Frau B. nickt nur leicht mit dem Kopf und schließt die Augen. Ich kann nicht umhin, meine Meinung über diese Frau endgültig zu korrigieren. Empfand ich sie heute Morgen noch als grässlich und nervtötend, so bewundere ich jetzt ihre Kraft und Gelassenheit.

Während ich Frau B. die wievielte Spritze eigentlich verabreiche, überlege ich fieberhaft, wie die passende Schnittform für meinen geplanten chirurgischen Eingriff auszusehen hat. Bogenförmig? Abgewinkelt? Gerade? Wann hatte ich überhaupt zuletzt ein Skalpell in der Hand? Vermutlich beim Kürbisausschneiden an Halloween vor zehn Jahren.

Aus dem Bauch heraus entscheide ich mich für den bogenförmigen Schnitt nach Partsch und wähle dafür die gerade Skalpellklinge Größe zwei. Ich setzte das Messer etwa einen Zentimeter neben der Stelle auf die Schleimhaut, unter der ich den Wurzelrest vermute. Dann führe ich die scharfe Klinge beginnend am sechsten Zahn in einem nach unten offenen Halbkreis in Richtung Zahnreihenende. Zumindest versuche ich, das zu tun. Tatsächlich begehe ich den klassischen Anfängerfehler und unterschätze die Derbheit des menschlichen Gewebes. Mit anderen Worten: Ich drücke zu schwach auf das Skalpell, sodass ich nur die Schleimhaut, nicht aber die darunterliegende Knochenhaut durchtrenne. Diese Periost genannte Schicht ist zwar nur hauchdünn, aber ähnlich zäh wie ein Ledergürtel. Gleichzeitig ist sie essenziell wichtig für die spätere Heilung der Knochenwunde. Deshalb sollte sie nicht durch stümperhaftes Herumgeschnipsel unnötig in Mitleidenschaft gezogen werden. Doch genau das geschieht, wenn das Durchtrennen nicht sauber und in einem beherzten Zug vonstattengeht.

Ich muss also noch einmal frisch ansetzen und versuche dabei, meinem ersten Schnittverlauf zu folgen, was natürlich nicht gelingt.

Die blöde Skalpellklinge läuft dort, wo sie einen Bogen beschreiben soll, einfach geradeaus. Ich muss korrigieren, neu ansetzen, und schon gleicht mein OP-Feld einem Schnittmuster aus der Burda-Strick-und-Häkel-Zeitschrift. Toller Chirurg!

Der nächste Schritt in meiner Bastelanleitung »Zahnentfernung selbst gemacht« sieht vor, das Zahnfleisch unterhalb der Schnittlinie vom Knochen abzuheben. Da das Zahnfleisch aber nicht abgehoben werden möchte, insbesondere das bereits erwähnte Periost nicht, benötigt man dafür ein scharfes Schabe- und Kratzinstrument, das Raspatorium. Je weniger das Gewebe bei dieser Prozedur gequetscht, gerissen oder sonstwie traumatisiert wird, desto schneller und schmerzloser verläuft die spätere Wundheilung. Arme Frau B.

Bekanntermaßen addieren sich Fehler und ihre Auswirkung zu einer Fehlerkette. Da mein Schnitt bereits unsauber war, sieht das Loslösen der Knochenhaut von ihrem angestammten Untergrund in der Folge auch nicht so elegant aus wie in dem Demofilmchen *Zahnärztliche Chirurgie – trauen Sie sich!* Dort gewinnt man den Eindruck, der Chirurg hebe ein Stück norwegischen Räucherlachses vom Silbertablett. Nein, bei mir erinnert dieser Arbeitsschritt tatsächlich noch an das grobe Metzgerhandwerk. Und das Ergebnis weist verblüffende Ähnlichkeit mit einem Zürcher Geschnetzelten auf. Ohne Champignons.

Als der Kieferknochen endlich entblößt und bleich vor mir liegt, hat Melissa alle Hände voll damit zu tun, das hervorquellende Blut in Schach zu halten. Ich packe die Knochenfräse aus der sterilen Verpackung und beginne damit, nach der abgebrochenen Wurzel zu fahnden. Dafür muss ich mit der Fräse ein Fenster in der Außenwand des Kiefers anlegen. Die Vibrationen, die durch die groben Zacken des rotierenden Instruments in Frau B.s Kopf entstehen, lassen ihren Schädel summen wie einen Bienenschwarm im Mai.

Mit einem speziellen Miniaturspiegel linse ich in das kirschkerngroße Loch und sehe: rein gar nichts.

Das Blutvolumen, das mir entgegensickert, trägt dabei wenig zu meiner Entspannung bei. Ich nehme Melissa den chirurgischen Sauger ab und halte ihn in die Knochenöffnung. Da! Da liegt das Miststück. Allerdings einen halben Zentimeter tiefer, als ich es vermutet hatte. Somit muss ich das Fenster vergrößern, muss aus der Dachluke ein Panoramafenster machen. Also weiterfräsen. Knochenspäne, Hautreste, Blut und Kühlwasser verbinden sich zu einem schmierigen Film, der nach und nach Frau B.s Mund vollständig auskleidet. Dann endlich ist der Zugang zur Wurzel frei. Ich greife zum scharfen Löffel und versuche, den Zahnrest aus seiner Höhle zu kratzen. Ohne Erfolg. Das Ding krallt sich mit seiner abgewinkelten Spitze im Knochen fest wie eine Zecke in der Haut. Auch mit dem feinsten Spezial-um-die-Ecke-Hebel komme ich nicht weiter. Dafür blutet es immer stärker. Kann mal jemand den Hahn abdrehen? Also saugen und zügig weiterfräsen. Tiefer hinein in den Kiefer von Frau B. Dann wieder hebeln. Nichts. Dann knackt etwas. Ein Stück Knochen, sozusagen der Fensterrahmen, ist durch mein Gehebel weggebrochen. Jetzt reicht es mir aber! Schluss mit minimalinvasiv. Jetzt tritt das erste Sauerbruch'sche Theorem in Kraft, das da lautet: großer Chirurg – großes Messer.

Das gilt doch sicher auch für große Bohrer. Ich werde diesen gottverdammten Wurzelrest einfach an Ort und Stelle zerspanen, pulverisieren, wegdampfen. Also her mit der riesigen Diamantkugel.

Melissa sieht mich überrascht an. Oder mitleidig? Warte es ab, Mädchen, denke ich und schiebe den Umdrehungsregler ganz nach rechts.

Kühlwasser schießt aus der Knochenhöhle auf meine Brille, aber ich lasse den Diamanten weiter auf dem Wurzelrest tanzen. Mehr Druck. Mehr Power. Dann ist plötzlich jeglicher Widerstand verschwunden und der Bohrer sackt in die Tiefe. Stille. Nur das zischende Gurgeln des Saugers ist zu hören.

Durch meine verschmierte Brille starre ich in die Knochenhöhle. Sie ist leer. Das ist gut. Aber sie hat auch keinen Boden mehr. Und das ist sehr schlecht. Schwarz und abgrundtief wie eine Gletscherspalte liegt der Eingang in die von mir eröffnete Kieferhöhle der Patientin da. Mir ist, als spürte ich sogar einen kalten Windhauch aus der gähnenden Tiefe heraufwehen. So war das nicht geplant. Wahrlich nicht.

Mit der OP-Lampe versuche ich, in in das Kopfinnere von Frau B. zu leuchten. Ob man von hier aus schon Teile des Gehirns erkennen kann? Den Sehnerv vielleicht? Blödsinn. Meine Anatomieausbildung hat in einem weit zurückliegenden Jahrhundert stattgefunden, das wird jetzt mehr als deutlich. Auf jeden Fall war die Kieferhöhle von Frau B. bis eben noch ein steriler Raum inmitten ihres knöchernen Schädels, der von einer feinen transparenten Membran ausgekleidet wurde. Jetzt gleicht diese Membran einem seidigen Brautschleier nach dem Schleudergang in der Waschmaschine. Und mit steril dürfte es sich ebenfalls erledigt haben. Während ich mit geschlossenen Augen bis zehn zähle, um nicht auf der Stelle zu explodieren, fällt mir auf, dass etwas sehr Essenzielles fehlt: der Wurzelrest. Wo ist er hin?

»Wir müssen eine Panoramaschichtaufnahme machen. Schnell!« Ich nehme Frau B. das über und über mit Blut bespritzte Lätzchen ab.

»Eine was?«

»Ein großes Röntgenbild«, erkläre ich, »wir müssen etwas abklären.«

»Hat es was mit meinem Zahn zu tun?«, fragt Frau B. und torkelt aus dem Stuhl. Noch bevor ich antworten kann, bemerkt sie selber die Sinnlosigkeit ihrer Frage und macht eine wegwischende Bewegung. Dann lässt sie sich von Melissa in den Röntgenraum führen.

Alleine im Zimmer, trete ich erst mal mit aller Kraft gegen den Blechmülleimer. Scheppernd segelt das Ding in Richtung Tür und hinterlässt einen Schweif aus Einmalhandschuhen, dreckigen Servietten und Schnapseierverpackungen auf dem Boden. Der Tritt hat gutgetan. Ich erwäge, ihn zu wiederholen, aber der Anblick des vermüllten Zimmers ist mir dann doch zu peinlich, sodass ich, anstatt zu treten, Müll aufsammle.

Eine Mund-Antrum-Perforation, überlege ich, auf Knien der Abfallspur folgend, also die Eröffnung der Kieferhöhle vom Mund aus, sollte sofort wieder verschlossen werden, sonst geschehen in der Kieferhöhle unschöne Dinge. Fragmentartige Erinnerungsfetzen an das Examens-Prüfungsfach »Kleine Chirurgie« bei Privatdozent Dr. Dr. Bachmann steigen in mir auf. Zum Verschließen einer solchen Öffnung gab es eine klassische Methode und ein, zwei modernere, wenn ich mich recht entsinne, bis hin zu der gewagten Idee, das Loch irgendwie mit einem Fettpropf aus der Wange zu verstopfen. Um Himmels willen, das lasse ich mal schön bleiben, ich weiß noch nicht mal, wo genau ich diesen Fettklops suchen müsste. Die klassische Deckung, jetzt fällt mir sogar zwischen blutigen Tupfern und dreckigen Einmaltüchern der Name dieser Technik wieder ein, hieß »Rehrmann-Lappen«. Funktioniert in der Theorie ganz simpel: Man schneidet ein trapezförmiges Schleimhautareal aus der Wangeninnenseite. Die Schleimhaut bleibt dabei an der Wange gestielt, wird also nicht abgetrennt. Um diesen Hautlappen anschließend über das Loch ziehen zu können, muss man ihn dehnbar machen. Und da kommt ein kniffliges Detail ins Spiel: Er ist nicht dehnbar. Zumindest nicht, solange das Periost, also diese saudumme, saudünne, sauwichtige Knochenhaut, daran klebt. Aus diesem Grund hat irgendwann einmal ein findiger Anatom beim Leichenfleddern in seinem Keller herausgefunden, dass man die Knochenhaut schlitzen kann, woraufhin die Schleimhaut wie ein Kaugummi in die Länge gezogen werden kann.

Das liest sich ganz prima, und darüber lässt sich im Staatsexamen auch trefflichst parlieren. Aber machen?

In diesem Moment betreten Melissa und Frau B. das Zimmer. Ich erhebe mich rasch vom Boden und tue so, als würde ich etwas suchen.

»Fehlt was?«, fragt Melissa im gelangweilten Ton.

»Ja, ich suche eine motivierte Mitarbeiterin, hier muss doch irgendwo eine sein?«

Entweder will sie meinen müden Witz nicht verstehen oder sie hat keinen Humor. Auf jeden Fall bindet Melissa Frau B. ein frisches Lätzchen um, ohne dabei ihre coole Teenagermiene zu verziehen.

Dann erscheint das Röntgenbild auf dem Monitor. Die Kieferhöhle sieht leer aus. Aber wo ist dann der Wurzelrest? Egal. Wahrscheinlich weggeflogen. Oder verschluckt. Was weiß denn ich. Jetzt wird zugenäht, so wie sich das Herr Rehrmann einst ausgedacht hat. Wäre doch gelacht. Aber zuvor muss ich noch etwas testen, meine Diagnose absichern.

Ich lasse Frau B. den Mund öffnen und sich die Nase zuhalten. Dann fordere ich sie auf, sich die Nase zu schnäuzen. Gleichzeitig halte ich einen Mundspiegel unter die Stelle mit dem fehlenden Zahn. Im nächsten Moment hören wir alle drei das leise Zischen, als die Luft aus Frau B.s Kieferhöhle entweicht. Gleichzeitig beschlägt lehrbuchmäßig die Spiegeloberfläche.

»Was Sie da eben gehört haben«, kläre ich die Patientin auf, »ist ein Loch in Ihrem Kopf, das da nicht hingehört.«

»Jetzt habe ich schon Löcher im Kopf? Nicht nur in den Zähnen?«, stöhnt Frau B. »Was kommt denn heute noch alles?«

»Nichts mehr. Ich nähe das zu. Dann ist da in vier Wochen kaum noch etwas von zu sehen.«

»Vier Wochen«, flüstert die Patientin, »dabei wollte ich heute Morgen einfach nur wissen, warum mein Zahn gelegentlich so zieht.«

»Ja, so spielt das Leben manchmal«, erwidere ich nickend, »es gibt Geschichten von Menschen, die betreten ein Krankenhaus mit einer Nagelbettentzündung und verlassen es wieder im Eichensarg.«

Frau B. starrt mich lange an, sagt aber nichts.

Ich fasse das als Zustimmung auf und greife zum Skalpell. Dann beginne ich, den ersten Verschiebelappen nach Rehrmann meines Lebens zu basteln. Ich starte mit dem Einschnitt in die Wangenschleimhaut, doch da heult die Patientin laut auf. Richtig, da läuft ja ein anderer Nerv entlang. Nachdem ich den Bereich betäubt habe, setze ich erneut an. Entlang der Zahnreihe ziehe ich das Messer in einem großzügigen Bogen bis in die Wange hinein. Einmal nach vorne und einmal nach hinten. Nicht schlecht, schön gleichmäßig. Dann löse ich die komplette Hautschicht mit dem Raspatorium ab. Als ich sehe, wie viel Hautoberfläche dabei von ihrem natürlichen Ursprungsort nach irgendwo anders hin wandert, wird mir doch etwas mulmig zumute. Außerdem muss ich feststellen, dass mein bogenförmiges Geschnipsel von vorhin ganz schlecht mit dem neuen Schnittmuster harmoniert. Beim Stricken würde man jetzt alles aufribbeln und neu anfangen. Hier ist das leider keine Option. Jetzt muss ich da durch. Ich ziehe an dem Hautlappen. Nichts geschieht. Elastisch wie ein Stück Holz. Ich betrachte die Unterseite des Lappens. Die milchig weiße Knochenhaut ist kaum zu erkennen, so dünn ist sie. Mit zittriger Hand führe ich das Skalpell an der Basis des Hautlappens entlang, um das Periost zu schlitzen. Wenn ich jetzt zu tief schneide und den Lappen komplett abtrenne, hat Frau B. einen Defekt der Größe eines 5-Euro-Scheins im Mund. Dann wird das hier ein Fall für die plastische Chirurgie, und ich muss mich vor der Zahnärztekammer zu Fragen nach meinem Geisteszustand äußern. Erneut ziehe ich probeweise am Lappen. Er dehnt sich tatsächlich. Jetzt schnell den Lappenrand über das Loch ziehen und am Gaumen festnähen.

»Dreier-Naht, Nadelhalter, Schere«, zische ich hektisch.

Nähen, denke ich, während Melissa das Nahtmaterial auspackt, das kann ich am allerwenigsten. Allerdings kenne ich eine Person, die noch schlechter näht: Peer.

Peer hatte es im Chirurgiepraktikum zu einiger Berühmtheit gebracht. In einer jener Notambulanznächte, die wir als Studenten gemeinsam mit einem Assistenzarzt absitzen mussten, erschien ein junger Mann am Nachtschalter der Zahnklinik und konnte glaubwürdig versichern, er sei in eine Schlägerei geraten. Das Blut tropfte dem Kerl rhythmisch vom Kinn auf den frisch gewischten Klinikboden, zwei Zähne hingen am sprichwörtlich seidenen Faden aus seinem Mund, ein Auge war blau, und die Aussprache glich dem blasigen Geblubber eines abgesoffenen Außenbordmotors. Die Erstversorgung des Mannes sah die Entfernung aller vier gebrochenen Oberkiefer-Schneidezähne vor sowie das schichtweise Vernähen der tief klaffenden äußeren und inneren Weichgewebsverletzungen im Mund sowie des Lippenbereichs. Der Assistenzarzt hatte die anspruchsvollere und für den späteren ästhetischen Eindruck des Verprügelten nicht unwichtige Naht der Oberlippe beendet, als er Peer mitteilte, dieser dürfe jetzt das Mundinnere vernähen. Peer, überrascht, aber keineswegs abgeneigt, machte sich entsprechend seinem optimistischen Naturell, sorglos ans Werk. Währenddessen ging der Assistenzarzt, was damals nicht unüblich war, eine Zigarette rauchen. Als er wiederkam, bereute er allerdings, den Behandlungsraum verlassen zu haben, denn Peer hatte wieder einmal bewiesen, dass sich mit Naht und Faden, wenn sie in die falschen Hände gelangen, jede Menge Unfug anrichten lässt. In diesem Falle hatte es Peer mit einer sogenannten fortlaufenden Matratzennaht aufgenommen. Er hatte also an einem Ende der Wunde die Wundränder mit der gebogenen Nadel durchstochen, einen Knoten gemacht und dann dem Verlauf des gerissenen Gewebes folgend immer wieder die Nadel eingestochen, ausgestochen, gezogen, wieder eingestochen und so weiter. Am Ende der etwa sechs Zentimeter langen Naht folgte der abschließende Knoten. Blöderweise war Peer in seiner Ungeschicktheit mit dem Strickzeug entgangen, dass er irgendwann die seine Bahn kreuzende Naht des Assistenzarztes mit eingefädelt hatte. Als er schließlich seinen Faden schön fest anzog – und wenn Peer an etwas zieht, dann zieht es richtig –, schnurrte die Oberlippe des Patienten zu einer hübschen Häschenschnute zusammen.

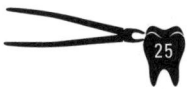

Fünfzehn Uhr

Ich bekomme es nicht hin. Egal wie ich zerre und ziehe, der blöde Hautlappen reicht nie und nimmer, um das ganze Loch im Kiefer abzudecken. Entnervt werfe ich den Nadelhalter auf das Tray, wo sich bereits fünf aufgerissene Päckchen Nahtmaterial stapeln, nebst mehreren Metern gerissenem und zerschnipseltem Faden.

Mir dämmert, dass ich jetzt etwas tun muss, was ich noch nie getan habe. Aber noch weigere ich mich, es mir einzugestehen. Ein Strahl trüben Sonnenlichts fällt direkt auf den Behandlungsstuhl. Geblendet kneift Frau B. die Augen zusammen. Alle warten darauf, dass ich etwas sage. Was würde geschehen, wenn ich jetzt einfach ginge? Aus der Praxis, aus dem Haus, aus der Stadt. Einfach weg. Wäre das ein Straftatbestand? Körperverletzung? Unterlassene Hilfeleistung? Pfusch am Bau?

Ich räuspere mich, dann sage ich: »Ich bringe Sie jetzt in die Klinik. Die notwendige plastische Deckung der eröffneten Kieferhöhle gelingt mir leider nicht.«

Frau B. nickt nur.

Kurz darauf gleiten wir mit dem Aufzug aus der siebten Etage in die Tiefgarage. Ganz der Kavalier der alten Schule, öffne ich der Patientin die Beifahrertür meines Wagens und wünsche mir zum ersten Mal, dass ich statt des Porsches irgendein normales weniger statussymbolbehaftetes Auto besäße. Tatsächlich, die Karre ist mir peinlich.

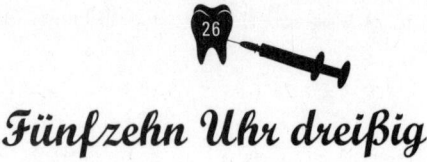

Fünfzehn Uhr dreißig

Wir sitzen auf harten Plastikschalen im Wartebereich der chirurgischen Ambulanz der Zahn-Mund-und-Kiefer-Klinik. Als ich dem jungen Mann an der Anmeldung in knappen Worten den Sachverhalt schildere, bin ich mir sicher, ein höhnisches Grinsen über sein Gesicht huschen zu sehen. Üblicherweise taucht der anoperierte Patient, so nennt man den armen Tropf, bei dem es einer versucht und nicht zu Ende gebracht hat, mit einem Überweisungsschreiben und den besten Genesungswünschen des Erstbehandlers hier auf. Dass der gescheiterte Operateur mit anreist, dürfte eine Ausnahme sein.

Neben uns sitzen ein Mann und eine Frau mittleren Alters. Sie führen ihre Unterhaltung in einer Lautstärke, die es Frau B. und mir unmöglich macht, ihr nicht beizuwohnen:

Er: »Wie lange schon?«

Sie: »Bald eine ganze Stunde.«

Er: »Wie kann man aber auch so bescheuert sein? Ist das wirklich unser Sohn?«

Beide schütteln stumm den Kopf. Er hat die Hände hinter dem Kopf verschränkt und starrt zur Decke. Sie blickt auf ihre Schuhspitzen.

Er: »Was hat er sich reingesteckt?«

Sie lacht kurz hysterisch auf. »Die Frage muss lauten: In welcher Reihenfolge hat er sich was reingesteckt?«

Er: »Und?«

Sie: »Als er in die Küche kam, konnte er ja kaum sprechen. Zumindest habe ich fast nichts von dem verstanden, was er von sich gegeben hat. Aber ich glaube, mitbekommen zu haben, dass er ausgerutscht ist und sich irgendwie dabei den Bleistift reingeschoben hat.«

Er: »Ausgerutscht? Ich dachte, er hätte am Schreibtisch gesessen und gelernt?«

Sie: »Wahrscheinlich hat er mit dem Bleistift rumgespielt, hat nicht aufgepasst und zack.«

Er: »Hat er geblutet?«

Erneut dieses hysterische Lachen: »Und wie!«

Er: »Und das ganze andere Zeug in seinem Mund? Ich verstehe es nicht. Wie kam das da hinein?«

Sie atmet tief ein: »Ich weiß es doch auch nicht genau. Aber ich glaube, es war so, dass er sich den Bleistift zwischen Zähne und Zahnspange gerammt hat. Beim Versuch, den Bleistift herauszuziehen, ist er abgebrochen. Dann ist er ins Bad gegangen und hat irgendwas gesucht, womit er den Stift hinter dem Draht herausdrücken kann.«

Er: »Und findet nichts Besseres als die Nagelfeile?«

Sie, achselzuckend: »Offensichtlich.«

Er: »Und dann fummelt er sich, über das Waschbecken gebeugt, im Stehen vor dem Badezimmerspiegel mit der spitzen Nagelfeile im Mund herum? Was für ein Einstein!«

Sie: »Die Feile ist dann ebenfalls abgebrochen und hat den Spangendraht teilweise zerrissen. Außerdem hat sich noch so ein Bracket gelöst, eins von diesen angeklebten Dingern, wo die Drähte durchlaufen.«

Er: »Na, das wird ja schön teuer. Und das Kondom?«

Sie: »Das wollte er nicht sagen.«

Er: »Na ja, irgendwie muss es ja in seinen Mund gekommen sein!«

Sie: »Ich glaube, er hat erst versucht, seine blutende Oberlippe mit Toilettenpapier abzutupfen. Zumindest hingen auch Reste von Toilettenpapier aus seinem Mund. Das hat sich alles in dem abgerissenen Draht verfangen. Und der steckte in seiner Oberlippe. An dem Punkt muss unser schlauer Sohn gemerkt haben, dass er all die spitzen Gegenstände nicht alleine aus seinem Mund bekommt. Also hat er etwas gesucht, womit er sie umwickeln kann.«

Er: »Mit einem Kondom.«

Sie: Ja. Ist wenigstens dünn und sauber verpackt.«

Er: »Und mit all dem Zeug im Mund ist er dann zu dir in die Küche gekommen?«

Sie: »Sah aus wie Dracula nach einem Werksbesuch bei Hakle feucht.«

Er: »Unglaublich.«

In dem Moment tritt eine Klinikmitarbeiterin heran und teilt den Herrschaften leise mit, dass ihr Sohn jetzt abholbereit sei. Unsere Sitznachbarn erheben sich und folgen der Mitarbeiterin zu den Aufzügen. Ich blicke kurz zu Frau B. hinüber und sehe, dass auch sie ein Schmunzeln im halbseitig betäubten Gesicht hat.

Wenig später wird Frau B. von einer Frau in blauer Klinikkleidung angesprochen: »Wenn Sie jetzt bitte mit mir kommen. Es soll eine digitale Volumentomografie von ihnen angefertigt werden, das ist eine dreidimensionale Röntgenaufnahme.«

Ich blicke meiner Patientin nach, wie sie in einem der zahllosen Gänge verschwindet. Was hast du dir da bloß eingebrockt, sinniere ich vor mich hin. Welche Schmach, jetzt hier zu sitzen und das Urteil der Damen und Herren Gelehrten abwarten zu müssen. Sie werden Frau B. in den Mund schauen und vor Lachen auf die Knie sinken. Dann werden sie ihre Kollegen aus den verschiedenen Abteilungen zusammenrufen, und jeder darf mal einen raschen Blick auf das werfen, woran sich der Kollege Amateur da draußen in der freien Feld-Wald-und-Wiesen-Praxis versucht hat.

»Soll das ein Rehrmann sein, ich hau mich weg! Die Gebrauchsanleitung dafür hat er wohl aus einem Überraschungsei gefischt, ha, ha, ha!«

»Wo hat der Idiot studiert, in der DDR? Genau so haben sie da doch ihre Trabbis zusammengepappt.«

»Guck mal hier, das Geschnipsel. So sieht das aus, wenn meine Dreijährige versucht, Spaghetti zu schneiden.«

»Mich erinnert das an das Leipziger Allerlei, das es hier gestern in der Kantine gab.«

Niedergeschlagen starre ich in die Eingangshalle. Menschen gehen und kommen durch die gläserne Drehtür. Niemand davon beachtet mich. So habe ich für einen kurzen gnädigen Moment meine Ruhe.

Ich gehe zu der »Bistro-Ecke«, bestehend aus vier in die Wand eingelassenen »food and drink towers«.

Für zwei Euro lasse ich mir vom ersten Automaten einen Plastikbecher mit warmem braunen Wasser füllen. Für weitere fünf Euro erhalte ich im zweiten ein XL-Sandwich mit Schinken, Salami und Remoulade. Beides ist nach zwei Minuten in meinem knurrenden Magen angekommen und breitet sich dort wie ein Klumpen verschlucktes Abformmaterial aus. Nichtsdestotrotz werfe ich ein paar Münzen in Automat Nummer drei und ziehe eine Flasche Cola aus dem Fach. Da vibriert mein Handy. Auf dem Display erscheint das Foto von Babs.

»Hallo«, sage ich leise und blicke mich dabei nach neugierigen Beobachtern um.

»Hallo!«, ruft Babs sehr laut. »Bist du es? Ich höre dich kaum.«

»Ja sicher bin ich es. Wen hast du erwartet, wenn du mich anrufst? Heino?«

Ohne auf meinen lahmen Scherz einzugehen, antwortet Babs noch eine Spur lauter: »Brigitte hat gesagt, dass du in die Klinik gefahren bist. Alles in Ordnung?«

»Ja. Sprich leiser, ich bin nicht in der Ohrenklinik.«

»Deine Witzchen werden tatsächlich stündlich schlechter«, seufzt Babs genervt, »also, warum bist du im Krankenhaus?«

»Habe eine Patientin hergefahren.«

»Ach so. Nett von dir.«

»Tja.«

»Hör zu«, sie macht eine kurze Pause, »Mareike hat mich angerufen.«

»Aha.«

»Sie hat mir von eurem Telefonat erzählt.«

»Aha.«

»›Aha‹ bringt es vielleicht ganz gut auf den Punkt.« Ich höre
Babs tief Luft holen. »Also natürlich wollte ich nicht, dass du es
von Mareike erfährst …« – Pause – »… aber nun, da dir unsere
Tochter wohl mehr erzählt hat, als sie es hätte tun sollen, ist es
sicher besser, wenn …«

»Wenn was?« Ich betrachte mein Spiegelbild in der riesigen
Fensterfront. Ein Idiot mit Colaflasche in der Hand und Handy
am Ohr.

»Pass auf, das ist blöd jetzt so am Telefon, aber …«

»Was?«

»Ich … ich bleibe erst mal die Ferien hier bei Doro.«

»Ferien? Was denn für Ferien?«

»Es sind Schulferien. Herbstferien, um genau zu sein. Hast du
natürlich nicht mitbekommen. So wie du auch sonst nichts mehr
von mir mitbekommst. Und genau das ist der Punkt: Ich habe keine
Lust mehr, so zu leben.«

»Aha.«

»Okay. Sag du ruhig noch ein paarmal ›aha‹. Ich teile dir derweil mit, dass ich bis auf Weiteres ausziehen werde aus unserem
gemeinsamen Haus. Wohin weiß ich noch nicht, es wird sich aber
etwas finden. Ich hole mir nächste oder übernächste Woche ein
paar Sachen ab, und dann werden wir sehen. *Ich* werde dann mal
sehen. Was du machst, weiß ich nicht.«

»Ich auch nicht«, sage ich leise.

»Was ist los mit dir? Gar kein blöder Witz? Keine zynische Be-
merkung?«

»Vielleicht werde ich alt.«

»Wie du willst«, antwortet Babs kühl, »tu dir leid, dafür hast du jetzt ausreichend Zeit. Aber vielleicht fängst du anschließend an, mal ernsthaft über ein paar Dinge nachzudenken.«

Als ich nicht antworte, weil sich mein Kopf so verklumpt anfühlt wie mein Magen, beendet Babs das Gespräch kurzerhand mit folgenden knappen Worten: »Wir bleiben in Kontakt.«

Dann hat sie aufgelegt.

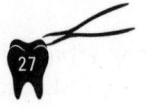

Sechzehn Uhr

An meiner Cola nippend, stehe ich neben der Eingangstür und blicke in den Innenhof der Klinik, als mich eine junge Ärztin anspricht.

»Wir haben jetzt das DVT Ihrer Patientin angefertigt. Möchten Sie einen Blick darauf werfen?«

»Gerne«, antworte ich mit belegter Stimme und trotte hinter dem wehenden weißen Kittel der zierlichen Frau her. Wir betreten ein winziges Behandlungszimmer, in dem Frau B. bereits auf dem Stuhl sitzt. Sie nickt mir aufmunternd zu. Eigentlich mein Part, denke ich.

Die Kollegin schiebt sich an mir vorbei zum Bildschirm, auf dem diverse Röntgenbilder in verschiedenen Schnittebenen zu sehen sind.

»Das ist die rechte Kieferhöhle unserer Patientin«, erklärt die Ärztin und deutet auf eines der Bilder, »und hier«, ihr Kugelschreiber wandert weiter nach rechts, »sehen wir einen Fremdkörper an der Rückwand liegen, wir vermuten, dass es sich um einen Wurzelrest des Zahnes handelt, den Sie entfernt haben.«

Sie spricht mit ruhiger Stimme und blickt mich dabei freundlich an. Keine Häme, kein Vorwurf.

»Auf der Aufnahme, die ich angefertigt habe, konnte ich keinen Wurzelrest entdecken«, erkläre ich entschuldigend, »den Verdacht hatte ich ja auch schon.«

»Wir übrigens auch nicht«, erwidert die Kollegin lächelnd, »das Ding liegt ziemlich versteckt in einer Ausbuchtung der Kieferhöhle. Man entdeckt es erst im Schnittbild.«

»Aha«, sage ich dümmlich. Zum wievielten Mal heute eigentlich?

»Wir werden versuchen, wenn Sie einverstanden sind, den Wurzelrest über die bereits vorhandene Öffnung endoskopisch zu entfernen. Wenn das gelingt, wovon ich ausgehe«, sie lächelt, »dann müssen wir lediglich Ihre Nähte öffnen und können anschließend den von Ihnen vorbereiteten Mukoperiostlappen zur abschließenden Deckung verwenden.«

»Selbstverständlich bin ich damit einverstanden«, entgegne ich, beeindruckt von der Freundlichkeit der Kollegin, »wann soll der Eingriff vorgenommen werden?«

»Jetzt sofort. Je schneller wir die Mund-Antrum-Verbindung schließen, desto sicherer lässt sich eine Sinusitis vermeiden. Die Patientin hat bereits alle notwendigen Papiere unterschrieben.«

»Aha. Ja. Und wer … also, wer operiert?«

»Ich.« Sie lächelt erneut. »Lehnhard. Sabine Lehnhard. Ich bin hier die Oberärztin.« Sie streckt mir die Hand entgegen.

»Lehnhard?«, frage ich verdattert, während ich ihre Hand schüttele. Ich fange an zu rechnen. Die junge Frau mir gegenüber sieht gerade einmal aus wie zwanzig, aber so jung kann sie doch beim besten Willen nicht sein.

»Ich bin erst seit zwei Wochen Oberärztin«, fügt sie lachend hinzu, als sie mein verdutztes Gesicht sieht.

»Entschuldigung, darf ich fragen, wie alt Sie sind?«

»Das fragen alle. Vierundzwanzig.«

»Vierundzwanzig«, wiederhole ich leise. »Vor vierundzwanzig Jahren habe ich an dieser Klinik mein Examen gemacht. Da gab es eine Assistenzärztin, die hieß ebenfalls Lehnhard …«

»Das war dann wohl meine Mutter. Ist ja witzig.«

»Ihre Mutter!« Ich bemerke, wie ich Frau Lehnhard junior anstarre, und senke den Blick. »Und Sie sind mit vierundzwanzig bereits Oberärztin?«

»Ja, ja«, sie winkt ab, »das ging alles ziemlich flott bei mir. Aber ich sollte mich jetzt um unsere gemeinsame Patientin kümmern. Und ich muss mich noch umziehen. Hat mich gefreut.« Erneut hält sie mir ihre Hand entgegen.

»Ganz meinerseits, Frau Lehnhard, und vielen Dank, dass Sie …« Ich deute auf Frau B.

»Dafür sind wir da.« Dann ist sie aus dem Zimmer verschwunden.

Ich wende mich meiner Patientin zu, die, in einer Zeitschrift blätternd, von einer Klinikmitarbeiterin mit grünen Tüchern zugedeckt wird.

»Ich warte draußen und fahre Sie anschließend nach Hause.«

»Das ist nicht nötig. Ich habe meine Tochter angerufen. Sie ist auf dem Weg hierher. Aber vielen Dank für das Angebot.«

Für einen Moment weiß ich nicht, was ich sagen soll.

»Gehen Sie ruhig nach Hause«, sagt Frau B., »ruhen Sie sich aus. Sie sehen sehr müde aus.«

»Es tut mir außerordentlich leid, wie sich diese Behandlung entwickelt hat. Der ganze Tag war eine Katastrophe. Ich hätte …«

»Schon gut«, unterbricht mich Frau B., »auch Zahnärzte sind ja nur Menschen.«

»Da haben Sie wohl recht.«

Wir geben uns die Hand.

Fünf Minuten später sitze ich in der Tiefgarage des Klinikums in meinem Wagen.

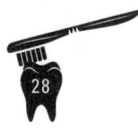

Sechzehn Uhr fünfundvierzig

Und jetzt? Um mich herum verlassen zahlreiche Autos ihre Parklücken. Nur wenige neue Fahrzeuge kommen in die Garage gefahren. Der Feierabend rückt näher. Menschen wenden sich nach getaner Arbeit ihrem Zuhause, ihrem Nest, zu.

Und ich?

Den Kopf seitlich auf das Lenkrad gelegt, blicke ich zur Beifahrerseite aus dem Fenster. Der schwere Lederduft des Fahrzeuginnenraums hat eine seltsam beruhigende Wirkung auf mich. Ich spüre, wie wunderbar einfach ich jetzt einschlafen könnte. Meine Arme dürften seitlich vom Steuer gleiten und wie die Pendel einer abgelaufenen Standuhr in den Fußraum baumeln. Ein dünnes Speichelrinnsal würde sich durch die Hirschgeweihe des metallisch glänzenden Porsche-Emblems in der Lenkradmitte schlängeln. Ohne den Kopf zu heben, taste ich nach dem Knopf für die Musik. Leises Radiogedudel erklingt. Ich muss an eine etwa zehn Jahre zurückliegende Fortbildung denken, wahrscheinlich wegen des Porsches. Ich hatte damals einen mehrtägigen Kurs bei einem namhaften Implantathersteller gebucht. Der Kurs fand in einem Hotelklotz am Timmendorfer Strand statt. Sowohl das Hotel als auch Timmendorf selbst taten alles dafür, ihr angestaubtes Image zu bestätigen und dem Vorurteil gerecht zu werden, sie hätten ihre Blütezeit in einer vergangenen Epoche erlebt.

Was mich dazu bewogen hatte, ausgerechnet diesem Fortbildungsangebot Geld und Zeit zu widmen, war der versprochene »Porsche training day«. Unter der professionellen Anleitung eines ehemaligen Rallye-Piloten, so versprach es die Broschüre, dürften die Kursteilnehmer auf den aktuellen Modellen der schwäbischen

Traditionsmarke fahrerische Grenzsituationen erleben und meistern. Tatsächlich fand ich mich am »driver's morning« neben einem unausgeschlafenen Herrn undefinierbaren Alters im Cockpit eines reichlich ausgelutschten Neun-Elfers wieder und durfte für eine halbe Stunde über den dortigen ADAC-Übungsparcours kriechen. Als ich den Rallye-Mann fragte, wo und wann ich denn jetzt mal die Pferde von der Leine lassen dürfte, gähnte er und antwortete, da müsse ich schon das richtige Fahrertraining am Hockenheimring besuchen. Nein, dieses Event war sein Geld nicht wert gewesen. Aber eine persönliche Grenzsituation erlebte ich in jenen Kurstagen dennoch. Allerdings nicht im Auto. Sondern im Hotelbett.

Nachdem uns Teilnehmern verdeutlicht worden war, wie dürftig es um unsere Kenntnisse bei den Themen Ideallinie, Anbremspunkt und Querbeschleunigung bestellt war, wechselten wir vom grauen Asphalt der Straße zu grün-braun gemusterter Hotelauslegeware und vom Sechszylindermotor zur zylinderfreien Anatomie des menschlichen Kopfes. Genauer gesagt: des halbierten Kopfes. Denn im freudlos eingerichteten Konferenzraum »Lübeck« wartete auf jedem der mit Plastikfolien abgedeckten Tische ein in Längsrichtung durchtrennter menschlicher Kopf auf uns.

Es handelte sich dabei, wie der Kursleiter, ein emeritierter Professor namens Klaus Fahrenhorst, nicht müde wurde zu betonen, um einen Glücksfall, der gar nicht hoch genug einzuschätzen sei. Die Universität Kiel sei nur ausnahmsweise bereit gewesen, diese wunderbaren Humanpräparate für unseren Kurs zur Verfügung zu stellen. Wir wurden aufgefordert, uns zu je zwei Personen an einen Tisch zu setzen. Eindringlich ermahnte uns der Professor, den Toten gegenüber, und seien es auch nur halbe Tote, äußerste Sorgfalt walten zu lassen und den Leichen mit aller gebotenen Rücksichtnahme zu begegnen. So wurde ich denn auch prompt, als ich mit meiner Kaffeetasse nebst einem Schinkenhörnchen auf meinem Notizbuch jonglierend an einem der Tische Platz nehmen wollte, von einer gestrengen Assistentin des Professors zurückgepfiffen.

Das Mitbringen von Getränken und Speisen an die Seziertische, belehrte sie mich mit kühler Stimme, sei ausdrücklich verboten. Ich möge mir doch nur einmal ausmalen, mein Cappuccino ergösse sich aus Versehen über das vor mir liegende Gesicht oder Blätterteigkrümel rieselten über Augen und Mund der Leiche. Ob das meiner Vorstellung vom pietätvollen Umgang mit Verstorbenen entspräche? Schließlich könne dort ja auch, rein theoretisch, meine Mutter oder mein Vater liegen. Betreten blickte ich zu Boden und gelobte murmelnd Besserung. Dann breitete sich sekundenlanges Schweigen zwischen mir, der Assistentin und dem umstehenden Servicepersonal aus, welches dem peinlichen Moment der Zurechtweisung sowie meiner anschließenden Reuebekundung hatte beiwohnen müssen. Sodann stellte ich, wie befohlen, Tasse und Teller im Foyer ab, um in den Saal zurückzukehren. Dort musste ich zur Kenntnis nehmen, dass mein Tisch nun bereits von zwei Kollegen in Beschlag genommen worden war. Auch alle weiteren Stühle schienen belegt, bis auf einen noch gänzlich unbesetzten Tisch ganz vorne beim Referentenpult. Dort nahm ich notgedrungen Platz und ärgerte mich über die Aussicht, die folgenden zwei Tage alleine an dem halben Kopf herumschnibbeln zu müssen, als in meinem Rücken eine weibliche Stimme fragte: »Ist der noch frei?«

»Ja, ist noch zu haben«, antwortete ich und drehte mich der Stimme entgegen.

»Puh, gerade noch geschafft«, lachte mich eine Frau mit strahlend weiß gebleachten Zähnen an und ließ sich auf den Stuhl zu meiner Linken plumpsen, der das gleiche hässliche Stoffmuster wie der Hotelteppichboden aufwies.

»Becker.« Sie streckte mir die Hand entgegen, an deren fünf Fingern mindestens zehn Ringe steckten.

»Sie waren nicht bei der Führerscheinprüfung dabei«, stellte ich fest.

»Ne!«, rief sie lautstark aus. »Autos interessieren mich wirklich nicht. Deswegen bin ich eben erst angekommen. Allerdings hatte mein Zug Verspätung. Wie immer eigentlich. Kennt man ja nicht anders. Und trotzdem bin ich jedes Mal aufs Neue überrascht, was bei der Deutschen Bahn noch so alles schieflaufen kann.« Sie blies sich eine widerspenstige rote Haarsträhne aus dem Gesicht.

»Da haben Sie auch nichts verpasst, selbst wenn Sie sich für Autos interessieren würden.«

»Ooooch«, sagte sie mit gespieltem Mitleid und grinste, während sie mit beiden Händen in den Tiefen ihrer Handtasche wühlte, »war nicht schön, der *driver's morning*?« Sie sprach die Worte mit übertrieben britischem Akzent aus. Dann schien sie in ihrer Tasche fündig geworden zu sein und zückte einen Lippenstift.

»Tut mir schrecklich leid für Sie. Wahrscheinlich sind Sie nur deswegen hergekommen?«

»Ehrlich gesagt: ja«, gab ich zu.

»Tja. Geschieht Ihnen ganz recht.« Mit Blick in einen winzigen Klappspiegel zog sie die Linien ihres Mundes mit knallrotem Lippenstift nach. »Fortbildung ist Fortbildung«, fuhr sie fort und warf die Schminkutensilien in ihre Handtasche zurück. »Rennfahrer spielen können Sie anderswo.«

»Bitte wickeln Sie die Präparate jetzt aus der Kühlfolie«, rief der Professor, hatte aber Mühe, sich Gehör zu verschaffen. »Wir wollen damit beginnen, die relevanten anatomischen Strukturen für eine Implantation im Unterkiefer zu suchen und darzustellen.«

»Implantieren Sie bereits?«, fragte mich meine Sitznachbarin.

»Nein. Sie?«

»Nein. Chirurgie war noch nie mein Ding. Ich werde auch sicher keine Schrauben in meine Patienten drehen. Aber eine Ahnung davon zu haben, wie es funktioniert, erscheint mir doch sinnvoll.«

Nachdem sie sich so viel Schmuck von den Fingern gezogen hatte, dass Tiffany damit die Fensterdekoration seiner New Yorker Hauptfiliale hätte bestreiten können, streifte sie sich Einmalhandschuhe über und wickelte vorsichtig den nach Formalin riechenden

Kopf aus dem Tuch. Es war das halbierte Gesicht einer Frau. Das farblose Auge blickte durch das halb geschlossene Lid auf die Tischplatte. Der auf Höhe der Nasenspitze durchtrennte Mund lächelte schief. Die Haut hatte die Farbe und Konsistenz von tagelang gekochtem Schweinefleisch.

»Hm, in zwanzig bis dreißig Jahren sehen wir auch nicht mehr viel besser aus, was? Übrigens …«, dabei wandte sie sich mir zu, »ich heiße Uschi. Ich finde, wenn man schon zusammen Leichen fleddert, sollte man sich beim Vornamen nennen können.«

»Untersuchen Sie bitte die Knochenbeschaffenheit des Unterkiefers«, rief Professor Fahrenhorst in den Saal hinein, »einige der Kiefer sind zahnlos, andere weisen Lücken auf, genau wie bei den Patienten Ihrer Praxis.«

»Dann wollen wir mal«, sagte Uschi und öffnete bei unserem Kopf den Kiefer.

In den folgenden Stunden übten wir Kursteilnehmer mit den diversen Pilot-, Vor- und Gewindebohrern, passende Implantatlager in den Unterkiefern unserer menschlichen Übungsköpfe zu präparieren.

»Oh entschuldige, ich Schussel!«, rief Uschi, als sie bei dem Versuch, mit dem Gewindeschneider den Bohrschacht zu erweitern, abrutschte und nur knapp meine Hand verfehlte, mit der ich den Mund unseres Patienten geöffnet hielt. Sie brach in ihr ansteckendes Lachen aus, wurde aber sofort durch den ermahnenden Blick von Professor Fahrenhorst zurechtgewiesen.

»Ich habe doch gesagt«, flüsterte sie mir zu, »ich und die Chirurgie, wir sollten uns besser aus dem Wege gehen.«

»Vielleicht hast du recht«, flüsterte ich zurück.

»Sie werden feststellen«, dozierte Fahrenhorst, durch die Tischreihen spazierend, »dass die Qualität des Knochens sehr unterschiedlich sein kann. Selbst innerhalb des gleichen Kiefers gibt es enorme Unterschiede. Wir unterscheiden daher die Knochentypen D1 bis D4.«

»Bla, bla, bla. Ich schlafe gleich ein«, flüsterte Uschi. Ihr zitroniger Kaugummiatem streifte mein Ohr. Wie zwei Teenager im Schulunterricht saßen wir Schulter an Schulter da und machten uns über den Lehrer lustig.

»Ob der verheiratet ist?«, fragte Uschi leise. »Die arme Frau. Ein Leben lang so einen Schnarchzapfen im Haus.«

Ich musste lachen.

»Bist du verheiratet?«, flüsterte sie grinsend.

»Ja. Aber ich bin kein Schnarchzapfen.«

»Vielleicht. Vielleicht auch nicht. Wir werden ja sehen.« Sie zwinkerte.

»Und du?«, wollte ich wissen.

»Was? Ob ich einen Schnarchzapfen zu Hause habe? Klar.«

»Irgendwelche Fragen oder Unklarheiten?« Wie beim Abschreiben ertappt, schreckten wir auf. Der Professor war neben unseren Tisch getreten und blickte abwechselnd auf uns und das mickerige unvollendete Bohrloch im Kiefer des vor uns liegenden Übungskopfes.

»Oh ja, Herr Professor!« Uschi strahlte den alten Herrn an. Dem war anzumerken, dass er gleichermaßen von Uschis kirschrotem Lachen als auch dem Einblick in ihre offenherzig getragene Bluse angetan war. »Wir haben uns gefragt, ob es eine Methode gibt, im Vorfeld des operativen Eingriffs die Knochenqualität besser einschätzen zu können. Das wäre doch sehr hilfreich, um mögliche Komplikationen aus dem Wege zu gehen.«

»Das ist eine ganz ausgezeichnete Frage, Frau …«, er starrte auf ihren Busen, wo Uschis Namenschild balancierte, »… Frau Dr. Becker. Bitte alle mal herhören!« Fahrenhorst drehte sich in Richtung der anderen Tische: »Kollegin Becker hat eine hochinteressante Frage gestellt, die ich gerne für Sie alle hier erläutern möchte.«

Ich sah Uschi von der Seite an, die den Worten des Professors mit scheinbar größtem Interesse folgte.

Früher in der Schule hatte ich diese Sorte Mädchen gehasst. Nie wurden sie bestraft, obwohl sie den Unterricht genauso störten wie wir Jungs mit unseren Blasrohren und Reißnägelscherzen. Aber wir hatten keine reizenden strahlenden Gesichter oder waren einfach nicht clever genug, um uns vor dem Zorn der Lehrer zu schützen. Vierzig Jahre später war ich, so musste ich mir eingestehen, von dieser gewieften Taktik fasziniert.

Das Nachmittagsprogramm plätscherte dahin. Uschi bekam in auffälliger Regelmäßigkeit Besuch vom Kursleiter, der es sich nicht nehmen ließ, mit seiner Hand auf der ihren, eine Tandembohrung im Knochen unserer zunehmend müffelnden Halbleiche vorzunehmen. Dabei zitterte die Hand des alten Herrn so sehr, dass der daraus resultierende Bohrschacht gefährlich nahe an der Muskulatur des Mundbodens endete.

»Sehen Sie, Frau Kollegin«, sagte der Professor und deutete auf das krumm und schief im Kiefer steckende Implantat, »mit etwas Übung werden auch Sie bald in der Lage sein, solche Ergerbnisse zu produzieren.« Und mit seinem charmantesten Altherrenlächeln fügte er hinzu: »Ich biete meinen Kursteilnehmern übrigens auch an, bei den ersten Eingriffen in der Praxis zu assistieren.«

»Oh, das wäre mir sicherlich eine riesengroße Erleichterung«, hauchte Uschi und Fahrenhorst strahlte.

Als am späten Nachmittag die ramponierten Halbköpfe eingewickelt und bis zum folgenden Kurstag in ihrer Kühlbox verschwunden waren, wandte sich der Professor an uns zahlende Schüler: »Liebe Kolleginnen und Kollegen, im Namen der Firma X-Implants darf ich Sie für achtzehn Uhr zu einem kleinen Sektumtrunk im Foyer einladen. Dort können wir das heute Erlernte in ungezwungener Atmosphäre vertiefen.«

»Sekt?«, nörgelte Uschi. »Die verdienen Millionen daran, dass wir ihre kleinen Schrauben kaufen, und jetzt wollen die mich mit Sekt abspeisen? Da kennen die aber Uschi Becker schlecht. Das ist doch hier keine Hausfrauen-Tupperparty. Was ist mit dir, Herzchen, bist du etwa Sekttrinker?«

Ich verneinte.

»Na siehste. Halte dich einfach nur an mich. Wirst sehen, wir trinken heute Abend noch feine Cocktails auf Kosten des Hauses. Lass mich mal machen.«

Als ich etwas später nach einer kurzen Dusche auf meinem Zimmer das Foyer des Hotels betrat, stand Uschi bereits an einem der kleinen mit Erdnussschälchen bestückten Partytische neben dem Professor und einem Enddreißiger mit gegeltem Resthaar, der sich mir als Juniorchef der Firma X-Implants vorstellte. Sofort winkte Uschi eine der Sektgläser verteilenden Kellnerinnen herbei.

»Für den Herrn hier zu meiner Rechten, der ebenfalls kein großer Freund des Sprudelwassers ist, bitte auch so einen wunderbar erfrischenden Mai Tai.«

Hilfe suchend blickte sich die Kellnerin um, bis ihr der Juniorchef die Entscheidung abnahm. »Das ist eine gute Idee. Mir bringen Sie am besten auch so etwas«, dabei zwinkerte er Uschi komplizenhaft zu, »Sekt ist eigentlich auch gar nicht mein Getränk.«

»Meines auch nicht«, hakte der Professor ein, »mir machen Sie mal ein schönes Bier.«

»Und noch mal Nüsse bitte«, sagte ich und schob das leere Schälchen zwischen die vollen Sektgläser auf dem Tablett der Kellnerin.

»Auf die reizende Frau Kollegin Becker mit den guten Einfällen«, prostete Fahrenhorst, als alle ihre Getränke in den Händen hielten, »freue mich sehr auf die weitere Zusammenarbeit mit Ihnen.«

Das anschließende Abendessen verbrachte ich an einem Katzentisch in der Nähe der Toiletten mit drei Kollegen aus den neuen Bundesländern, die während der Tomatencremesuppe, des Bœuf Stroganoffs und der Birne Helene von ihren vormittäglichen Heldentaten im Porsche schwärmten. Zwei davon schworen Stein und Bein, schon in der kommenden Woche das entsprechende Autohaus in Chemnitz aufsuchen zu wollen, um die in Aussicht gestellten Rabatte beim Neukauf eines Fahrzeugs »nüscht zü verplämpörn«.

Uschi konnte ich, wenn ich mich weit zurücklehnte, um den Blick an einer dicken Kollegin aus Köln vorbeizulenken, am Premiumtisch neben dem Professor sitzen sehen. Die Begeisterung für die Kollegin hatte Fahrenhorst ganz augenscheinlich zu mehr Bier und Wein verleitet, als seine etwa siebzig Jahre alte Leber in der Lage war, zu verstoffwechseln. Während man ihn beim Hauptgang quer durch den Saal hindurch zunehmend unkontrolliert lachen hörte, verstummte er während des Desserts, um schließlich beim Espresso endgültig in seinem Stuhl zusammenzusinken. Beim Absacker in der Hotelbar war Fahrenhorst dann nicht mehr zugegen.

Es ging auf Mitternacht, als Uschi nicht zum ersten Mal zwei Finger in die Luft hielt, um dem Barkeeper, einem Kerl mit dem Gesicht des jungen Connery, zu signalisieren, zwei weitere Single Malts aus ihrer bauchigen Flasche zu befreien. Trotz der beträchtlichen Menge Alkohols, die sie im Verlauf des Abends getrunken haben musste, wirkte sie erstaunlich nüchtern. Ganz im Gegensatz zu mir.

»Das ist aber mein Letzter für heute«, ächzte ich, als der Barmann die beiden dickwandigen Gläser vor uns auf dem polierten Tresen abstellte. Abgesehen von Uschi und mir, saßen nur noch zwei laute belgische Geschäftsleute an der Hotelbar und ein still vor sich hin trinkender Teilnehmer irgendeiner städtischen Klausurtagung aus Delmenhorst.

»Das sind doch einfach die ergiebigsten Momente einer Fortbildung, findest du nicht, Herr Kollege? Prost.«

Viel zu laut stießen unsere Gläser aneinander, sodass sich Sean Connery Junior hinter der Theke genötigt sah, missbilligend eine Augenbraue zu heben.

»Bist du eigentlich gerne Zahnärztin? Ich meine, du wirkst so, na ja, weiß nicht … irgendwie gar nicht typisch.«

»Na das will ich auch hoffen!«, rief Uschi. »Das ist überhaupt das netteste Kompliment des Abends. Und du kannst mir glauben, das Professorchen hat sich wirklich ins Zeug gelegt, was das angeht. Zumindest solange er beim Bier geblieben ist. Der Wein hat ihm doch arg zugesetzt. Da kam dann nicht mehr viel Zusammenhängendes. So. Und wie war deine Frage?« Sie kicherte und strich sich die hartnäckige rote Korkenzieherlocke aus dem Gesicht. »Ob ich gerne Zahnärztin bin? Ehrliche Antwort: nein. Gibt es überhaupt einen bescheuerteren Beruf?«

»Wahrscheinlich nicht«, stimmte ich ihr zu, »aber warum machst du es dann?«

»Weil ich zu alt zum Umdrehen bin, Schätzchen, ganz einfach. Mit vierzig und dem ein oder anderen Jahr, von dem du nichts zu wissen brauchst, wendet so ein alter Kahn wie ich doch nicht mehr auf offener Strecke. Da heißt der Zielhafen: Frührente und hoffen, dass die Kohle am Ende ausreicht.«

»Hat es dir denn nie Spaß gemacht?«

»Nie! Aber ich habe es mir lange Zeit nicht eingestanden. Mein Vater war Zahnarzt. So wie alle Väter von uns hier Zahnärzte waren. Stimmts? Deiner doch auch?«

»Stimmt«, ich nickte benebelt meinem Scotch zu.

»Na siehste. Mein Papa wollte, dass seine Tochter die ach so tolle Praxis übernimmt. Und ich Kuh habe mir ausgemalt, wie hübsch es sein würde: Frau Doktor, die in hippen blütenweißen Arztklamotten zwischen glücklichen Patienten hin und her flattert, dort ein bisschen hiervon verteilt, hier ein bisschen davon erzählt. Bis ich wirklich so weit war zuzugeben, wie uncool es ist, anderen Leuten ihre ungepflegten Zähne zu reparieren, sind etliche Jahre ins Land gegangen. Zu viele.«

Sie nahm einen Schluck aus ihrem Glas, ohne mich dabei aus den Augen zu lassen. »Erzähl. Wie ist es bei dir? Traumberuf?«

»Ha!« Ich bekam einen Hustenanfall. Lachend klopfte mir Uschi auf den Rücken. »So schlimm?«

»Mir geht es genauso wie dir. Aber ich dachte immer, ich sei der Einzige. All die anderen Flachpfeifen lieben doch diesen kreativen, spannenden und erfüllenden Beruf. Die kriegen jedes Mal vor Aufregung Herzrasen, wenn zum Beispiel wieder eine Dental-Messe ansteht.«

»Richtig! Wie sie zu Tausenden alle zwei Jahre nach Köln dackeln, um die unausgegorenen Fantasien der Dentalindustrie zu bewundern. Dagegen sind Lemminge reinste Individualreisende.«

Ich musste lachen.

»Und diese anregenden Diskussionen über so aufregende Themen wie selbstätzende Dentinhaftvermittler in Pulpanähe oder die Frage, ob beim mehrstufigen schallunterstützten Spülprotokoll das erwärmte Gleitgel besser vollrotierend oder mit drei-achtel-reziproker Pumpbewegung eingebracht werden sollte. Über solchen Mist unterhalten sich Zahnärzte. Sogar im Urlaub. Ich habe es erlebt. Das finden die toll. Auch wenn sie es nicht kapieren.«

»Handwerker mit Hochschuldiplom. Was erwartest du? Etwa, dass die abends ein gutes Buch zur Hand nehmen? Ich merke es doch selber: Mein Gehirnvolumen schrumpft täglich umgekehrt prozentual zu der Masse an verbrauchtem Füllungsmaterial, das ich in all den löchrigen Zähnen verbaue. Das spüre ich abends genau.«

»Stimmt. Dieser Job bringt deine grauen Zellen dazu, sich vor Langeweile in Fettzellen zu verwandeln. Das spüre *ich*. Und ich sehe es auch.«

Uschi kicherte in ihr Glas hinein. »Oh. Leer. Das geht aber nicht. Hübscher junger Mann!« Sie wedelte mit dem Glas in Richtung James Bond. »Zwei mal den Refill, bitte.«

»In den goldenen Siebzigern hat sich der Unsinn wenigstens finanziell noch gelohnt. Loch im Zahn, Goldinlay rein, und einzig die lästige Frage: Wohin jetzt mit dem ganzen Schotter? Außenpool, Innenpool, alles schon da. Drittauto? Viertauto? Irgendwie blöd. Also doch noch was Nettes in den Bergen. Oder am Meer? Herrje, diese Sorgen!«

»Mein Vater«, seufzt Uschi, »war ein wirklich mittelmäßiger Zahnarzt. So wie ich jetzt. Aber er hat es in dreiunddreißig Berufsjahren zu so vielen Anlageimmobilien gebracht, dass er vollständig den Überblick darüber verloren hat, wie viele es sind.«

»Mein Vater«, fügte ich deprimiert an, »hat sich in den Achtzigern an der Côte d'Azur ein Motorboot gekauft. Und es einfach
vergessen. Jahrelang wurden exorbitante Liegegebühren abgebucht.
Hat niemand zur Kenntnis genommen. Es war einfach zu viel Geld
da, um sich merken zu können, wo es überall steckt. Herrlich,
oder?«

»Herrlich, ja.«

Für eine Weile hingen wir beide schweigend unseren Gedanken
nach.

»Lass uns ins Bett gehen«, sagte Uschi unvermittelt und leerte
ihr Glas. Und an den Barkeeper gewandt: »Setzen Sie das mit auf
die Rechnung vom Veranstalter. Ist alles mit dem Junior abgeklärt.«

Im Aufzug betrachteten wir stumm unser Spiegelbild, bis sich
die Tür im vierten Stockwerk öffnete. Ich wollte gerade Gute Nacht
sagen, als mich Uschi mit aus dem Aufzug zog. Auf ihren Hintern
starrend, folgte ich ihr den endlosen Hotelflur entlang bis zu ihrem
Zimmer. Sie öffnete die Tür, und wir betraten ein Doppelzimmer,
das exakt so aussah wie meines zwei Stockwerke darüber.

»Zieh dich aus, leg dich ins Bett, aber schlaf nicht ein! Ich brauche dich wach, wenn ich aus dem Bad komme.« Dann schleuderte
sie ihre Pumps quer durch das Zimmer und verschwand hinter der
Tür.

Reglos in dem dunklen Zimmer stehend, blickte ich aus dem
Panoramafenster auf die still daliegende Ostsee. Ich war betrunken.
Und ich dachte an Babs. Dann öffnete ich die Balkontür und trat
in die kühle Nachtluft. Kleine Lichtpunkte blinkten draußen auf
dem Meer. Was holen Fischer am deutschen Ostseestrand eigentlich
aus dem Wasser, überlegte ich, Plastiktüten und Damenbinden? Da
spürte ich, wie mich zwei Arme umfingen und Finger begannen,
mein Hemd aufzuknöpfen.

»Hier draußen?«, hauchte Uschi in mein Ohr und kicherte.
»Dann liege ich morgen aber mit Blasenentzündung im Bett. Und
da wäre der gute alte Fahrenhorst ganz schön traurig.«

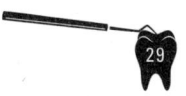

Siebzehn Uhr

»Sie sehen müde aus«, hat Frau B. gesagt. Müde trifft es nicht ganz, finde ich. Erschöpft? Auch nicht. Wenn ich erschöpft bin, mache ich ein Nickerchen, trinke einen starken Kaffee und bin wieder hergerichtet.

Ausgelaugt? Fühlt sich auch anders an. Ausgelaugt ist ein Zustand mit zeitlicher Begrenzung. Ausgelaugtsein lässt sich durch ein entspanntes Wochenende auf dem Golfplatz mit angeschlossener Massagewelt und Zweisterneküche wieder geradebiegen. Wer ausgelaugt ist, ist regenerierbar. Doch Regenerierbarkeit setzt voraus, dass die Basisfunktionen noch intakt sind. Diesbezüglich hege ich bei mir mittlerweile erhebliche Zweifel.

Ausgebrannt? Sollte das jetzt tatsächlich der viel besungene Burn-out sein?

Bumm, bumm, bumm! Ein heftiges Klopfen an der Scheibe lässt mich aufschrecken. Ich wende den Kopf und starre in ein Gesicht, dessen Nase sich am Seitenfenster der Fahrertür platt drückt.

»Ist mit Ihnen alles okay?«, höre ich es gedämpft durch das dicke Sicherheitsglas von draußen rufen.

Ich öffne die Fahrzeugtür, wodurch die Person gezwungen wird, mit einem Satz vom Auto wegzuspringen.

»Sie haben so seltsam über Ihrem Lenkrad gelegen, da dachte ich schon, Sie seien von uns gegangen.«

»Nein, nein, alles in Ordnung«, erwidere ich und zwinge mich zu einem Lächeln, »vielen Dank für Ihre Fürsorge.«

»Das hier ist ein Krankenhaus«, sagt der Mann, den ich auf Mitte sechzig schätze, »wäre doch zu blöd, in der Garage eines Krankenhauses zu sterben. Sozusagen in Sichtweite des rettenden Ufers.« Er lacht herzhaft über seinen hinkenden Vergleich.

»Da haben Sie recht. Ich war nur etwas erschöpft. Nochmals danke.«

»Ich danke Ihnen«, der Mann macht eine Pause und erfreut sich an meinem verwirrten Gesichtsausdruck, »dafür, dass Sie nicht in unserem Souterrain verstorben sind. Macht sich nämlich nicht gut in unserer Statistik.«

Ich beobachte, wie der Mann in einen silbrigen, oldtimerhaften Mercedes steigt und diesen mit einem einzigen zackigen Schwung rückwärts aus der Parkbucht zirkelt. Das Quietschen der Weißwandreifen auf dem glatten Beton hallt durch die Garage. Dann ist der Wagen mit deutlich überhöhter Geschwindigkeit aus der Ausfahrt geschossen.

Ich schnalle mich an, drücke den Startknopf und lenke den Wagen langsam und geräuschlos in Richtung Ausgang. Als ich an der Parkbucht vorbeirolle, in der eben noch der Oldtimer gestanden hat, lese ich den Namen auf dem Schild, das an der stirnseitigen Wand angebracht ist: Prof. Schimmeldanz

Erkannt hätte ich ihn nie. Wir Studenten bekamen diesen Mann nur für die Dauer des dreitägigen Praktikums »Große Chirurgie« zu sehen, und da auch nur in voller OP-Montur, also mit Häubchen, Mundschutz, bodenlangem Kittel, Plastiküberschuhen (alles in Dunkelblau) und Handschuhen bis zum Ellenbogen. Diese drei Tage, die selbstverständlich während der Semesterferien stattfanden, hatten es in sich. Denn gemeint waren drei mal vierundzwanzig Stunden am Stück, nur unterbrochen durch zwei Pausenblöcke zu je acht Stunden. Das sollte uns verwöhnten jungen Leuten einmal den Klinikalltag der Mund-Kiefer-Gesichts-Chirurgen in seiner ganzen rauen Schönheit näherbringen. Und das tat es auch. Unterstützt freilich durch den Umstand, dass wir verwöhnten jungen Leute dazu neigten, in den Semesterferien abends auch mal außerhäusig zu feiern. Aber das rächte sich bitterlich, wenn man unausgeschlafen in dieses Praktikum startete. Ja, es rächte sich …

Ich saß, wie alle anderen im OP-Raum auch, mit blauem Häubchen und dem ganzen anderen sterilen Fummel bekleidet, am Kopfende des Unfallopfers. In beiden Händen hielt ich jeweils einen Langenbeck-Haken, mit denen ich die Gesichtshaut inklusive der kräftig ausgebildeten Muskulatur der rechten Kopfhälfte des jungen Mannes, der noch zwei Stunden zuvor mit seinem Motorrad über die kurvigen Landstraßen der Eifel gerast war, auseinanderzog. An dem grell ausgeleuchteten und durch meine Wundhaken bis in tiefere Schichten einsichtig gemachten vollständig zertrümmerten knöchernen Schädel des Patienten bastelte der damals junge Professor Schimmeldanz herum und fluchte wie ein Rohrspatz: »Wo gehört das denn jetzt noch hin, heilige Scheiße!«

Er hielt ein Stückchen Knochen in die Höhe. »Irgendwer eine Idee?«

Die assistierenden Ärzte und Doktoranden schauten interessiert auf das Knöchelchen. Eine Idee wagte natürlich niemand zu äußern, zu groß war das Risiko, mit einem Tipp danebenzuliegen.

»Vielleicht hierhin?«, der Professor legte das Stück an eine Stelle, wo einmal das Jochbein gewesen sein musste. Er drehte es in alle Richtungen.

»Drei D-Puzzles mit tausend Teilen«, brummte Schimmeldanz vor sich hin und alle kicherten.

»Was nicht passt kommt weg«, stellte er schließlich nicht zum ersten Mal im Verlauf dieser OP fest und legte das Knochenfragment beiseite, »wir haben ja ausreichend Titan zur Hand für unseren Helden der Landstraße.«

Wieder Gekicher.

»Und was ist das?«, er fummelte mit der Pinzette etwas Weißes aus dem Inneren des Knochenbreis hervor und hielt es für alle sichtbar in die Luft.

»Sieht aus wie Plastik«, wagte ein Assistent zu äußern und sollte recht behalten.

»Meine Herrschaften«, verkündete Schimmeldanz, nachdem verschiedene Vorschläge, die von altem Kaugummi bis hin zu Hörgerät reichten, gemacht worden waren, »Sie müssen nachdenken. Und Sie müssen fleißig sein. Wenn Sie sich den Bericht der einliefernden Kollegen zu Gemüte geführt hätten und somit über den Unfallhergang im Bilde wären, dann wären Sie in der Lage zu erkennen, dass es sich hierbei um ein Stück der Plastikummantelung eines Straßenbegrenzungspfostens handelt. Unser Patient wurde nämlich mit einem solchen Pfosten im Kopf aufgefunden.« Er legte das Stück Kunststoff beiseite.

»Und dieses interessante Knöchelchen ...«

So ging es Stunde um Stunde und ich saß unbeweglich, möglichst unsichtbar, am besten völlig körperlos in starrer Haltung neben dem Professor und musste die straffe Gesichtsmuskulatur eines etwa Dreißigjährigen auseinanderziehen, damit Schimmeldanz sehen konnte, was er wie wohin und womit zusammenflicken konnte.

Meine Arme brannten. Die Muskeln zitterten. Immer wieder korrigierte Schimmeldanz den Sitz der Haken und monierte, ich würde das Gewebe zu sehr quetschen.

»Nicht auf dem Knochen abstützen, verflixt noch mal! Junger Mann, nicht zerren, nur halten. Sie müssen sich immer vorstellen, es sei Ihr eigenes Gesicht, oder besser noch, das Ihrer Freundin, welches vor Ihnen liegt.«

Ich versuchte, es mir nicht vorzustellen. Doch irgendwann, es mochte ein Uhr in der Nacht sein, und der Professor war seit einer gefühlten Ewigkeit damit beschäftigt die Rekonstruktionsplatten aus Titan in der Kraterlandschaft des Patientenkopfes anzupassen und zu verschrauben, musste ich wohl eingenickt sein. Meine tauben Arme und Hände waren längst in der starren Haltung, die sie seit Stunden innehatten, eingeschlafen, als mein Kopf nach vorne sank. Angeblich soll mein Gesicht, wie später von einigen behauptet, auf dem des Patienten zum Liegen gekommen sein, gerade so, als habe ich den frisch reparierten Motorradfahrer küssen wollen. Ich vermute jedoch, dass es sich hierbei um eine Übertreibung handelt, um die Geschichte hübscher klingen zu lassen.

Woran ich mich allerdings erinnern kann, ist, mit einem Schrei aufgeschreckt zu sein, als mir vom Assistenzarzt ein dicker Strahl gekühlte Kochsalzlösung aus der Spülkanüle in den Nacken gespritzt wurde. Die erfrischende Feuchtigkeit, die sich entlang meines Rückens bis hinein in die Unterhose ausbreitete, hielt mich immerhin so lange wach, bis auch der letzte Faden im neu zusammengepuzzelten Gesicht des Patienten vernäht und abgeschnitten war.

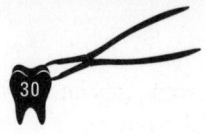

Siebzehn Uhr fünfzehn

Tief in Gedanken an jene weit zurückliegenden Tage versunken, fahre ich ziellos durch die Straßen des Universitätsviertels. Eine zähe Welle melancholisch eingefärbten Erinnerungsbreis schwappt über mir zusammen. Die guten alten Zeiten! In diesem Lebensabschnitt bin ich nun also angekommen, da alles Schöne in der Vergangenheit liegt und die Zukunft nur noch aus Sorgen und Siechtum besteht. Aus den Lautsprecherboxen plärren Radio-Pop-Stückchen, die beim besten Willen nicht zu meiner sentimentalen Früher-war-alles-besser-Stimmung passen wollen. Wahllos drücke ich auf irgendeine Taste des CD-Wechslers. Leise summend bringt sich das Gerät in Position, und plötzlich ist der Innenraum des Fahrzeugs erfüllt mit den tibetischen Klängen einer seit Jahren von mir verschollen geglaubten CD. *Om mani padme hum* nennt sich die dreißig Minuten lange Komposition, in der ein basslastiger Mönchsgesang, untermalt von tirilierenden Flöten und asiatischen Zupfinstrumenten, zu einem meditativ-eingängigen Soundquark zusammengemixt wurde. Dieses Meisterwerk verpoppter hindu-tibetischer Folklore war zum Zeitpunkt meiner Indienreise vor über zwanzig Jahren der absolute Chartbreaker in ganz Südostasien und scheppterte dort rund um die Uhr aus jeder Musikanlage.

Ach Indien! Warm läuft es mir beim bloßen Gedanken an dieses Land über den Rücken. Indien! Ich spüre, wie sich mein Gesicht unwillkürlich zu einem Grinsen verzieht. Dieses Chaos, diese Hektik, dieser Dreck! Und jene innere Gelassenheit, die einen überkommt, wenn man die Palmen, Reisfelder und Teeplantagen im Licht der subtropischen Sonne glänzen sieht. Wenn man eintaucht in den Geruchscocktail aus tausend Gewürzen, Abgasen, Kloaken und einer

Milliarde Menschen. Verrückt. Vollkommen verrückt, dieses Land. Aber einmalig und großartig.

Schlagartig wird mir klar, was ich will. Falsch. Nicht was ich will, sondern was ich brauche: Indien. Die volle Dosis. Sofort. Von einer Sekunde auf die nächste verspüre ich die Gewissheit, diese graue Stadt, dieses graue Land und dieses graue Leben hinter mir lassen zu müssen.

Es ist Blödsinn, aber ich werde es tun. Ich werde zu Hause meinen Reisepass holen, eine kleine Tasche packen, zum Flughafen fahren und mich in den nächsten Flieger nach Indien setzen. Kaum habe ich diesen Entschluss gefasst, scheint die Luft leichter in meine Lungen zu strömen, gerade so, als habe sich ein verklemmtes Ventil geöffnet. Die viel zitierte Last bröckelt von mir ab.

Ich habe einen Fluchtplan. Ich habe ein Ziel.

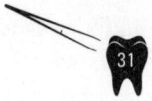

Neunzehn Uhr zehn

Ich drücke dem Taxifahrer 100 Euro in die Hand und gebe ihm durch mein Kopfnicken zu verstehen, dass ich kein Wechselgeld erwarte. Zum Dank springt der junge Mann dienstbeflissen aus seinem Wagen und reicht mir meine Sporttasche, gefüllt mit nicht viel mehr als einer Zahnbürste, aus dem Kofferraum. Dann betrete ich das Flughafengebäude. Auf der langen Fahrt hierher habe ich mir überlegt, was ich tue, sollte es innerhalb der kommenden Stunden keinen Flug nach Indien geben. Mein Plan sieht vor, in jedem Falle noch in dieser Nacht ein Flugzeug zu besteigen. Hauptsache, die grobe Himmelsrichtung stimmt.

Am Informationsschalter begrüßt mich eine stark geschminkte Frau mit hochgesteckter Duttfrisur, wie man sie aus Doris-Day-Filmen der späten Fünfzigerjahre Hollywoods kennt.

»Was kann ich für Sie tun?«, fragt sie mich mit professionellem Strahlen im Gesicht.

»Einmal Indien bitte«, strahle ich zurück.

Sie lacht kurz auf: »Mit Sahne, oder ohne? Ahahaha!« Beide erfreuen wir uns unserer lockeren Stimmung und lächeln uns an.

»Sie möchten tatsächlich nach Indien?«, nimmt sie das Gespräch wieder auf.

»Absolut.«

»Sind Sie im Besitz eines Einreisevisums?«

Nicht ohne Stolz lege ich meinen Reisepass inklusive des spezielles Expertenvisums für Techniker, Ingenieure und medizinische Berufe auf den Tresen. Weshalb ich alle fünf Jahre fast 200 Euro für die Verlängerung dieses Visums bezahlt habe, war mir selbst nie klar. Jetzt weiß ich warum, und ich bin dankbar für die innere Stimme, die mich dazu bewogen hat.

Doris Day wirkt hinter ihrem Schutzwall aus Schminke durchaus ein bisschen beeindruckt.

»Egal welche Destination in Indien?«

»Vollkommen egal. Nur bald muss es sein.«

»Ostküste? Westküste?«

Ich zucke mit den Schultern.

»Also auch egal mit welcher Airline?«

»Korrekt. Ich nehme auch einen Stehplatz.«

Höflich lächelnd tippt sie auf ihrer Tastatur herum. Dann fragt sie, ohne vom Bildschirm aufzublicken: »So schnell wie möglich, sagten Sie?«

»Yep.«

»Mit British Airways Flug 069 und Stop-over in Dubai anschließend weiter mit 313 nach Bombay, Verzeihung, Mumbai International Airport«, rattert sie ohne Punkt und Komma herunter.

»Wann?«

»Jetzt«, antwortet sie, »die Maschine wird bereits geboardet. Sie müssten sehr schnell sein.«

»Bin ich! Nehm ich!«, rufe ich begeistert.

Während sie zum Telefon greift und eine Nummer eintippt, weist sie mit ausgestrecktem Arm hinter mich: »Sie gehen dort hinunter in Halle C Desk 12, das ist der BA-Schalter. Ich rufe durch und kündige sie an, Herr …?«

Rennend rufe ich ihr noch meinen Namen über die Schulter zu, wodurch ich die Horde Aktentaschenträger übersehe, die ohne Vorwarnung aus einem Seitengang auftaucht. Mit der Schulter voraus und reichlich viel Schwung, checke ich einen der Schlipsträger so energisch aus dem Weg, dass zwar nicht dessen Zähne, wohl aber einer seiner Business-Schuhe durch die Luft segelt.

»Mein Flieger! Indien! Entschuldigung!«, rufe ich, ohne anzuhalten, doch meine Worte gehen im Gezeter der grauen Anzüge unter.

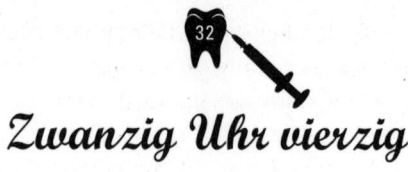

Zwanzig Uhr vierzig

»Meine Damen und Herren, wir haben soeben unsere endgültige Flughöhe erreicht«, klärt uns die unglaublich coole und sonore Lautsprecherstimme des Piloten auf. Da diese Flugzeugdurchsagen grundsätzlich immer so klingen, als spräche George Clooney persönlich zu den Passagieren, bin ich mir inzwischen sicher: Es ist George Clooney. Aber selbstverständlich vom Band. Jede Airline, die etwas auf sich hält, kauft sich für aberwitzig viel Geld die Pilotentapes in der jeweiligen Landessprache, besprochen von George.

»Wir befinden uns in recht komfortablen 10.500 Meter Höhe. Flugrichtung ... lassen Sie mich mal sehen ... ausgezeichnet: Direkt ins Warme, würde ich sagen. Unsere Reisegeschwindigkeit beträgt annähernd 900 Stundenkilometer. In Dubai werden alle Anschlusszüge erreicht.«

Einige Passagiere lachen, andere nicht, vielleicht weil sie des Englischen nicht mächtig sind oder sie teilen den britischen Humor nicht.

»Augenblicklich überfliegen wir die Griechische Halbinsel ... wenn sie mal so gütig sein wollen und aus dem Fenster sehen, dort unten können Sie fleißige Griechen beim Ankurbeln ihrer heimischen Wirtschaft beobachten. Richtig erkannt: Alle sitzen im Straßencafé und trinken griechischen Ouzo. Cheers.«

Neben mir und um mich herum fläzt sich eine arabische Großfamilie, die vermutlich zum Einkaufen in das Discounter-Paradies Deutschland geflogen ist und nun, die Taschen voll mit Schokolade und ein bis zwei Kaufverträgen über günstige Loftwohnungen in Berlin-Mitte, den Heimweg in das Land von Rohöl und Sklavenarbeit antritt. Dementsprechend geräuschvoll gebärdet sich mein

Umfeld, zumal zwei der kleineren Kinder mit quäkendem und dudelndem Elektrospielzeug ruhig gestellt werden. Egal. Ich schließe einfach die Augen und warte auf das Abendessen. Mich kann nichts mehr stören, denn auf mich wirkt bereits die minütlich näher rückende buddhistisch-hinduistische Einflusszone. Außerdem steigen schon wieder Bilder der Erinnerung in mir auf. Bilder von Peer und mir, die wir damals als Jungzahnärzte nach Indien aufgebrochen sind, um kleinen Waisenkindern die von zu viel Zucker und zu wenig Zuwendung zerstörten Zähnchen zu reparieren.

Wir waren damals im Auftrag des Herrn unterwegs. Und der führte uns nach Südindien, wo im tiefsten Nirgendwo eine kirchliche Organisation deutschen Dentisten die Möglichkeit bot, ihren Urlaub mal auf ganz andere Weise zu verbringen, nämlich als kostenlose Zahnärzte für die wirklich Mittellosen. Ich hegte zwar nicht die ernsthafte Hoffnung, durch diesen sozialen Dienst von meinen bis dahin angehäuften Sünden reingewaschen zu werden, war aber dennoch der Meinung, im Anschluss an fünfeinhalb Jahre Zahnmedizinstudium auch mal etwas Sinnvolles tun zu müssen.

Nach zwanzigstündiger Anreise in das Land von Mogli und Balu warfen Peer und ich am Neujahrstag des Jahres 1994 unsere schweren Rucksäcke in die Ecke des uns zugewiesenen Zimmers und wuchteten die beiden Umzugskartons, die angefüllt waren mit erbettelten Utensilien der Dentalbranche, auf ein schwindsüchtiges Regal, welches daraufhin prompt in sich zusammenklappte. Dieses nicht ganz reibungslose Aufeinandertreffen zwischen solidem deutschen Übergewicht und improvisierter indischer Leichtbauweise hatte durchaus Symbolcharakter und sollte sich während unseres Aufenthalts in unterschiedlichen Spielarten wiederholen.

»Hühnchen, Rind oder vegetarisch?«

Der Steward steht mit seinem Rollwägelchen voller dampfender Mikrowellengerichte neben meiner Sitzreihe. Säße ich jetzt in einem mit Michelin-Sternen überhäuften Gourmetrestaurant, meine Freude könnte nicht größer sein, als sie es in diesem Moment beim Anblick der mit Alufolie bedeckten Plastikschälchen ist. Wenig später ziehe ich die Warmhalteabdeckung von meinem Chicken Madras mit Reis und echt britisch verkochtem Erbsen-Möhren-Gemüse. Um mich herum vernehme ich nur missbilligende Töne, ich aber stürze mich mit Heißhunger auf meine erste warme Mahlzeit an diesem endlos langen Tag. Die englische Küche lässt auch in 10.000 Meter Höhe keine Chance ungenutzt, ihren miserablen Ruf zu verteidigen, denke ich zufrieden, nachdem ich meine beiden in Zellophan gewickelten süßlichen Pappbrotkugeln mit dem Vanillepudding nebst frischem Dosengemüse heruntergeschlungen habe. Ich bin satt, das 0,2-Liter-Döschen belgischen Biers lässt sich bestimmt noch einmal nachfüllen, also was gibt es zu meckern? Und das Wichtigste: Morgen werde ich indischen Boden betreten und die Exotik der dortigen Küche genießen.

Als Peer sich nach unserer Ankunft völlig ermattet in sein indisches Bett fallen ließ, brach dieses krachend unter ihm zusammen. Müde wie er war, brummte er nur etwas in der Art wie: »Alles büschen dünne hier«, drehte sich zur Seite und schlief zwischen den geborstenen Brettchen, die einmal ein Bettgestell gewesen waren. Am nächsten Morgen wurden wir zum Willkommensfrühstück beim Bürgermeister des Dorfes geladen. Dabei führte uns unser Weg zum Haus des Ortsvorstehers durch einen urwaldartigen Park, in dem ohne Weiteres die Neuverfilmung des *Dschungelbuchs* hätte gedreht werden können. Palmen, Mahagonibäume und andere exotische Riesengewächse filterten die gleißenden Sonnenstrahlen, sodass auf dem mit Trampelpfaden durchzogenen Waldboden ein tanzendes Licht-und-Schatten-Mosaik entstand.

Die Luft war schwülwarm und so beladen mit Pflanzenduft, als schritten wir durch ein Gewächshaus. Vogelgesang, Affengeschrei, bunte Schmetterlinge, alles war vorhanden. Einzig das Brüllen des Tigers fehlte. Als wir einen kleinen mit hinduistischen Gottheiten verzierten Tempel passierten, in dessen Hintergrund sich ein schmaler Wasserfall wie auf einem kitschigen Tropengemälde in ein blaugrünes Wasserbassin ergoss, und eine Gruppe zierlicher Inderinnen mit Tonkrügen auf den Köpfen an uns vorbeizog, waren wir sicher, auf dem Set für einen touristischen Werbefilm gelandet zu sein.

Das Haus des Bürgermeisters stammte, wie uns der kleine beleibte Mann mit dem für Inder offenbar obligatorischen Schnauzbart stolz in feinstem Indisch-Englisch erklärte, aus der glorreichen Kolonialzeit des British Empire. Die Engländer hatten sich in diesem auf rund 700 Meter über Meereshöhe gelegenen Dorf eine kleine Sommerfrische errichtet, von der aus sie während der heißen Sommermonate ihren anstrengenden Aufgaben als Besatzungsmacht nachkamen. So erinnerte das Gebäude mit seinen Natursteinmauern, dem dunklen Gebälk und den schweren staubigen Teppichen tatsächlich eher an einen Londoner Pub denn an einen südindischen Beamtenhaushalt. Allerdings einen Pub inmitten von Palmen und duftendem Oleander. Und auch der Blick aus dem Wohnzimmerfenster wollte nicht so recht zum plüschigen Einrichtungsstil, dem dünnwandigen Teeservice und den mit Lady Di bestickten Kissen inklusive Handkantenschlag passen. Denn dort vor dem Fenster erstreckte sich, umrahmt von einer urwaldartigen Hügellandschaft, eine Pfefferplantage.

Bei Tisch präsentierte uns der Bürgermeister eine Zeitungsanzeige im Lokalblatt. Darin wurden wir als »German dentists« angekündigt, mit dem Hinweis, dass jeden Dienstag und Donnerstag »open day« sei, also freie Behandlung für alle, die wollten. Die anderen Wochentage waren für die Versorgung der Waisenkinder des Distrikts reserviert, die wir, einem hochkomplexen Logistikplan folgend, mit einem klapprigen Kleinbus in ihren verstreut im Land liegenden Heimen aufsuchen würden.

Ausgetüftelt hatte diesen Plan der Bürgermeister. In den kommenden Wochen sollte sich das als grober Fehler erweisen. Mehr als einmal ergab es sich, dass entweder wir an den Pforten eines Kinderheimes klopften, wo man uns erst in der darauffolgenden

Woche erwartete, oder umgekehrt, Busladungen voller Kinder zu einem verkehrten Termin bei uns abgeladen wurden. Doch zunächst einmal ließ der Bürgermeister auftischen: gedämpfte Reiskuchen, frittierte Krapfen aus Linsen, Kichererbsen, Zwiebeln und Bohnen, dazu Chutneys, Saucen und Dips, die ungemein köstlich, aber auch von atemberaubender Schärfe waren. Der allgemein zum Transpirieren neigende Peer saß alsbald freudig kauend, dabei aber derart tropfend am Tisch, dass das Küchenpersonal einen großen Ventilator herbeischaffte und diesen direkt auf Peers feuchten und rot glühenden Kopf ausrichtete. Als das noch nicht ausreichte, legten sie ihm ein Handtuch um den Hals und tupften ihm regelmäßig die glänzende Stirn mit Papiertüchern ab. Irgendwann ließen sie die Papiertücher einfach an ihm kleben, wo sie munter im Luftzug des Ventilators flatterten.

Die anschließende Führung durch die medizinische Station übernahm dann ebenfalls der Bürgermeister höchstpersönlich. Vor einem flachen, weiß getünchten Häuschen, das die selbstbewusste handgepinselte Aufschrift »dental clinic« trug, blieb er stehen und deutete mit großer Geste auf das Bauwerk, unseren Arbeitsplatz für die kommenden ereignisreichen acht Wochen. Mit feierlicher Miene zauberte der Bürgermeister einen schwerbeladenen Schlüsselanhänger aus der Hosentasche. Im Laufe unseres Aufenthaltes sollten wir noch lernen, dass bei indischen Staatsdienern und sonstigen Respektspersonen viele Schlüssel gleichbedeutend mit großer Wichtigkeit sind. Mit seinen Insignien der Macht in der Hand schritt der Mann zur Tür seiner Klinik und öffnete sie. Oder besser gesagt: Er versuchte, sie zu öffnen.

Denn das Türschloss verweigerte seinen Dienst, ganz gleich mit welchem Schlüssel der Bürgermeister auch in dem Schloss herumstocherte. Verärgert über seine verpatzte Klinikpräsentation, ließ er nach dem Hausmeister rufen. Während wir auf dessen Eintreffen warteten, bildete sich um uns herum eine minütlich anwachsende Schar neugieriger Kinder. Einige mutige fragten uns etwas auf

Hindi oder berührten zaghaft unsere blasse Haut. Die halbherzigen Versuche des kleinen dicken Bürgermeisters, die Kinder zu verscheuchen, ignorierten diese lachend. Als der Hausmeister endlich keuchend im Laufschritt um die Ecke kam, wurde er von seinem Vorgesetzten mit standesgemäßem Gebrüll empfangen. Es fehlten eigentlich nur noch die Tritte in das Hinterteil des vermeintlichen Versagers. Der Hauswart ölte, probierte und rüttelte am Schloss herum. Ohne Erfolg. In seiner Wut warf sich der Bürgermeister irgendwann mit Anlauf gegen die Tür. Dies tat er mit so viel Ungeschick, dass auch sein Kopf hörbaren Kontakt zum Türholz aufnahm. Unter dem Gejohle der Kinder nahm er daraufhin leicht benommen auf dem Mäuerchen vor seiner Klinik Platz und jammerte leise vor sich hin. Eine gewisse Stille trat ein, sogar bei den Kindern. Nachdem sich alle eine Weile ziemlich ratlos angesehen hatten, ergriff der gute Peer die Initiative.

Er fragte den betrübten Bürgermeister, ob er die Tür öffnen solle, verwies jedoch korrekterweise darauf, dass es dabei zu Schäden an derselben kommen könne.

»Yes, yes, yes«, brummte der Mann in seinen Schnauzer. Mit der guten Laune war es bei ihm endgültig vorbei. Also ging Peer zu der bockigen Tür, wackelte ein bisschen am Türgriff, brummte etwas in der Art von: »klapprig wie Tante Mechthilds Karnickelstall« und beförderte das komplette Türschloss mit einem beherzten Fußtritt in das Hausinnere. Dann tippte er die nur leicht geborstene Tür sanft mit einem Finger an, woraufhin diese quietschend den Blick auf den dahinter liegenden Flur freigab.

Vorsichtig betraten wir das dunkle Gebäude. Der Versuch des Hausmeisters, die im schmalen Gang von der Decke baumelnde Glühbirne zum Leuchten zu bringen, war nach mehrmaligem hektischen Betätigen des Lichtschalters erfolglos abgebrochen worden. Das brachte den ohnedies schon vollkommen deprimierten Bürgermeister endgültig zur Verzweiflung. Schimpfend scheuchte er den Hausmeister mit Schlägen auf dessen Hinterkopf vor sich her. Im

Hauptraum des Gebäudes, wo die elektrische Beleuchtung ebenfalls versagte, konnte der arme Mann schließlich durch Aufstoßen der Fensterläden und Einlass des grellen Sonnenlichts einen Teilerfolg erzielen. Peer und ich blickten uns in dem Zimmer um, dann sahen wir uns durch die in der Sonne tanzenden Staubpartikelschwaden an. Diesen Raum hatte, das war offensichtlich, schon sehr lange niemand mehr betreten. Und wenn, dann nicht in der Absicht, ihn zu putzen.

Der staub- und flusenbedeckte Behandlungsstuhl, der uns in den folgenden Wochen noch regelmäßig in den Wahnsinn treiben sollte, entpuppte sich als eine alte Siemens-Einheit aus den frühen Siebzigerjahren, angeblich vor zehn Jahren in Deutschland abmontiert, nach Indien verschifft und hier im Urwald mehr schlecht als recht vom Hausmeister wieder zusammengeschraubt. Auf unsere vorsichtige Anfrage, ob dieses Museumsstück denn einsatzbereit sei, antwortete der Bürgermeister wieder einmal: »Yes, yes, yes.« Dabei wedelte er mit lässiger Handbewegung jegliche Skepsis beiseite. »Everything working!«

Wann wir denn anfangen könnten zu arbeiten, wollten wir wissen und wischten ein bisschen mit den Fingern in der zentimeterdicken Staubschicht auf der Stuhlpolsterung herum.

Morgen, antwortete der Bürgermeister, spätestens übermorgen. Das sei überhaupt kein Problem.

Es war auch kein Problem. Nur, dass es eben eine Woche dauerte.

Aber dann lief tatsächlich alles rund. Zumindest solange wir keinen Strom benötigten. Denn Strom war in diesem Landstrich in etwa so zuverlässig wie die Ankündigungen des Bürgermeisters. Der Strom kam, der Strom ging, mal fiel er für ein paar Sekunden aus, mal für einen halben Tag. Daher behandelten wir vorzugsweise mit der Stirnlampe auf dem Kopf und ohne elektrische Unterstützung. Also mit der Zange.

Unsere Patienten ertrugen diese Situation bei Weitem gelassener als wir. Sie standen morgens in langen Schlangen vor dem Klinikgebäude, brachten sich köstlich riechenden Proviant in mehrstöckigen Türmen aus zusammenschraubbaren Blechdosen mit und warteten. Manchmal warteten sie den ganzen Tag, ohne an die Reihe zu kommen. Dann erschienen sie eben am nächsten Morgen wieder, mit frisch aufgefüllten Blechdosen. Diese Menschen wären, so stellten Peer und ich immer wieder fest, ideale Kandidaten für ein Zahnmedizinstudium an einer deutschen Hochschule. Des Schlangestehens wegen.

Um des Patientenansturms effizienter Herr zu werden, begannen wir, im Freien zu arbeiten. Im Schatten einiger Pappelfeigenbäume, einer Pflanzengattung, an deren Stamm gelehnt auch schon Siddhartha zur Erleuchtung gelangt sein soll, stellten wir einige Tische auf. Dort untersuchten wir die mit Bussen angekarrten Kinder und Jugendlichen. Mitarbeiterinnen der jeweiligen Heime notierten die Namen der Patienten und die von uns diktierten Befunde auf meterlangen Listen. Listen erstellen, so lernten wir, ist in Indien ein beliebter Volkssport, gleich hinter Kricket. Beides sind möglicherweise Errungenschaften aus der Zeit, da Indien zum British Empire gehörte. Von einem Tisch zum nächsten wandernd, leuchteten Peer und ich mit unseren Taschenlampen in die aufgesperrten Münder der darauf sitzenden Kinder und ließen die Namen in eine der vier möglichen Spalten auf der Liste eintragen:

Alles okay

Füllungen

Extraktion

Wurzelkanalbehandlung

Spalte vier wurde ganz schnell wieder gestrichen, da wir feststellen mussten, dass eine solche Behandlung bei ständig drohendem Stromausfall und ohne Röntgengerät an Körperverletzung grenzt.

Der vielleicht sinnvollste Part unserer Arbeit spielte sich währenddessen entlang der Warteschlangen ab. Junge Heimmitarbeiterinnen liefen die bis zu 30 Meter langen Kinderreihen ab und verteilten die von uns importierten Zahnbürsten und Zahnpastatuben.

Gleichzeitig unterwiesen sie die Jungen und Mädchen im korrekten Zähneputzen. Denn die meisten der Kinder reinigten ihre Zähne bis zu diesem Zeitpunkt mit einer Asche-Wasser-Mixtur und dem Zeigefinger der rechten Hand. Die linke Hand kommt für diese Tätigkeit nicht infrage, denn sie dient, in Ermangelung von Toilettenpapier, als Ersatz für ebendieses. Westliche Zahnputzartikel waren zwar theoretisch käuflich zu erwerben, praktisch jedoch für viele der Menschen unerschwinglich. Zu sehen und zu hören, wie die Kinder sich für die bunten Bürsten und die schäumende Zahnpasta begeistern konnten, entschädigte für so manchen Ärger mit den technischen Unzulänglichkeiten und dem großspurigen Gerede des Bürgermeisters. Fröhlich spuckten sich die Kinder gegenseitig die Zahnpastasauce ins Gesicht, wobei wir erneut etwas lernen konnten, nämlich: Ausspucken ist der indische Volkssport Nummer drei (nach Kricket und dem Verfassen langer Listen). Am liebsten wird mit dem durch die Betelnuss rot gefärbten Speichel herumgespuckt. Und am besten irgendwem direkt vor die Füße. Volkssport Nummer vier ließ nicht lange auf sich warten. Wir begegneten ihm, als wir begannen, uns darüber zu wundern, wieso unsere Vorräte an mitgebrachten Einmal-Handschuhen trotz hohem Verbrauch nicht schrumpften. Eines späten Nachmittags, die warme Sonne stand bereits tief am palmengesäumten Horizont, schlenderten wir nach vollbrachtem Tagewerk durch den urwaldartigen Park am Rande des Dorfes. Wir scherzten über den eindrucksvollen Berg Zähne, den wir zwischen Frühstück und Fünfuhrtee im Mülleimer unserer indischen Zahnarztpraxis angehäuft hatten, als wir auf den malerischen Bachlauf hinter dem kleinen Hindutempel stießen. Dort herrschte rege Betriebsamkeit, denn es war Wäschewaschtag. Wäschewaschen ist in Indien ebenfalls Volkssport, belegt jedoch erst den fünften Rang in der Hitliste indischer Lieblingsbetätigungen. So wie bei Platz eins, dem Kricket, handelt es sich beim Wäschewaschen tatsächlich um einen sportlichen Vorgang. Denn gewaschen wird, indem Frau (wir haben in Indien eigentlich ausschließlich

Frauen arbeiten sehen) die nassen und eingeseiften Kleidungsstücke so oft auf einen Felsen schlägt, bis aller Schmutz pulverisiert ist. Das Ergebnis beeindruckt durch porentiefste Reinheit.

Allerdings tun sich Knöpfe, Reißverschlüsse und anderer unpraktischer Zierrat schwer damit, diese Behandlung zu überdauern. Außerdem werden die Textilien im Laufe der Zeit spürbar dünner. So konnten wir bei unserer Heimreise die sprichwörtliche Zeitung durch unsere Jeans lesen. Was hatte das nun mit unseren Einmal-Handschuhen zu tun? Nun, die Dinger, die wir Wasch-Banausen nach Gebrauch gedankenlos in den Mülleimer warfen, wurden offenbar abends wieder eingesammelt und hier, zu unserer Verblüffung, ebenfalls auf Steine geschlagen, wenn auch bedeutend sanfter, als es zum Beispiel bei unseren Hosen der Fall war. Etwa einhundert gewaschene Handschuhe hingen tropfnass glänzend auf einer Leine neben dem Bach in der Sonne und wurden durch den lauen Abendwind trocken geföhnt. Ein schöner Anblick, der uns an den Werbespot für das Waschmittel »Der weiße Riese« aus unserer Jugendzeit erinnerte. Angesprochen auf die sachte im Wind flatternde Armee wiederaufbereiteter Einmal-Handschuhe, lachten uns die Frauen aus und erklärten, wir würden unsere Socken doch auch waschen (lassen) und nicht am Abend in den Müll werfen.

Sie demonstrierten uns, wie sie durch abwechselndes Auffüllen, sanftes Kneten, Umstülpen und abschließendes Durch-die-Luft-Wedeln einen hohen Reinigungsgrad erzielten. Und da wir gerade so nett am Fachsimpeln waren, wollten wir zu gerne erfahren, wie es denn den Damen gelänge, diese unnachahmlichen Bügelfalten, selbst bis in die Unterhosen, zu produzieren. So kam es, dass wir von den Profis persönlich in das Geheimnis des indischen Volkssports Nummer vier eingeweiht wurden: das Bügeln. Wochen zuvor, als wir zum ersten Mal in unsere mit indischer Technik gereinigten und gebügelten Hosen gestiegen waren, hatten wir noch an einen Irrtum geglaubt. Kein Mensch würde nüchtern und bei klarem

Verstand eine messerscharfe Bügelfalte in die Beine einer Jeans stanzen. Der optische Eindruck der Hosen war beschämend. Zumindest in unseren Augen. Die Inder fanden es schick. Besonders bemerkenswert aber war die Tatsache, dass diese Bügelfalten nicht mehr verschwanden. Auch nicht unter Anwendung von Gewalt. Es war vollkommen unmöglich, die Jeans in ihre Ausgangsform zurückzuverwandeln. Die Falte blieb. Wie mit dem Lineal gezogen und so scharf, dass man Kokosnüsse daran hätte spalten können. Peer vermutete, dass die Inder beim Bügeln Elefanten einsetzten. Genau so wie es Arbeitselefanten zum Transport schwerer Lasten gab, so stellte er sich vor, dass speziell darauf trainierte Tiere existierten, die sich mit ihren tonnenschweren Hinterteilen auf unsere Hosen, Socken und T-Shirts setzten. »Dampfplätten«, taufte Peer diese tierische Technik. Meinen Einwand, dass die Kleidungsstücke nach Seife dufteten und nicht nach Elefantenpo, wischte er mit dem Hinweis vom Tisch, dass auch mein Hintern, würde ich mich von morgens bis abends auf frisch gewaschene Wäsche setzen, nach Perwoll duften würde. Die Frauen führten uns aber keineswegs in ein Elefantengehege, sondern zu einem schlichten eingeschossigen Haus mit mosaikartig angeordneten Öffnungen im Mauerwerk anstelle von Fenstern. Innen herrschte eine schummrige Beleuchtung, und es war atemberaubend heiß.

Woher die Wärme stammte, war schnell klar: Es wurde gebügelt. Dutzendweise. Und zwar mit Kohlebügeleisen. Die Frauen drückten mittelalterlich anmutende, mit heißen Kohlen gefüllte Metallungetüme auf die feuchten Wäschestücke. Dabei bestäubten sie die Wäsche immer wieder mit einem parfümiert duftenden Spray, vermutlich irgendetwas Gesundheitsschädlichem aus den Hexenküchen deutscher Chemielabore. Und dann entdeckten wir in einer Ecke des Raumes einen Stapel Mundschutze. Eindeutig unsere mitgebrachten und nach getaner Arbeit entsorgten Modelle. Gewaschen, gebügelt und millimetergenau übereinandergelegt. Deutschland, so überlegten wir, mochte Weltmeister des

Fußballs und der Mülltrennung sein, aber Indiens Vormachtstellung beim Waschen und Wiederaufbügeln von Dingen aller Art ist unantastbar.

Etwas mehr als die Hälfte der Zeit unseres Aufenthaltes in dem kleinen südindischen Dorf war vergangen, da begab es sich, dass der Herr Bürgermeister einen Behandlungstermin für sich selbst erwirkte. Er hatte verfügt, dass wir uns an jenem Vormittag ganz und gar ihm und seinen Zähnen zu widmen hätten. Während der Hausmeister auf Geheiß seines Vorgesetzten mit umgehängter Werkzeugtasche und griffbereiter Taschenlampe neben dem Sicherungskasten der Klinik Posten bezog, standen Peer und ich mit frisch gewaschenen Handschuhen, in stramm gebügelten Beinkleidern steckend, rechts und links vom Behandlungsstuhl, auf dem der Herr Ortsvorsteher Platz zu nehmen geruhte. Als er dann den Mund zögerlich öffnete, staunten wir nicht schlecht. Er entblößte ein Gebiss, das uns spontan an alte Friedhöfe denken ließ: zerfallende Grabsteine, umrankt von irgendetwas Grünlich-Braunem, darunter verrottendes menschliches Gewebe, umweht vom süßlichen Hauch der Verwesung. Echter Mundschrott. So ein Patient wird in den Karteikarten deutscher Zahnarztpraxen gerne mit dem Vermerk »O.S.« versehen. Eine solche »Oralsau« saß jetzt also vor uns. Nun wurde auch klar, wozu der lange Schnauzbart diente, nämlich als Sichtschutz. Sozusagen ein hängender Paravent. Das unablässige Kauen der Betelnuss hatte die Zähne und das, was davon noch übrig war, rotbraun eingefärbt. Gleichzeitig ermöglichte die narkotisierende Wirkung dieser billigen Volksdroge, die zweifellos in einem solchen Mund vorhandenen Schmerzsignale weitgehend zu ignorieren.

Der Mann glaubte, die Gunst der Stunde erkannt zu haben, und wünschte nun eine umfängliche Kernsanierung seiner dentalen Problemzonen. Für ihn sollte möglich gemacht werden, was für die meisten seiner Bürger unerreichbar war: Zahnersatz. Aber wer hat je behauptet, dass es in dieser Welt gerecht zugeht?

Also kramten wir aus den Tiefen unserer mitgeschleppten Umzugskartons zwei Dosen Abformmasse hervor. Nachdem wir ein gutes halbes Dutzend Zahnruinen im Mund des Bürgermeisters abgerissen und entfernt hatten, formten wir dessen Ober- und Unterkiefer ab und verschickten die Abdrücke mitsamt Auftragszettel in die nächste große Stadt. Selbstverständlich hatte der Bürgermeister noch ein von seiner Sekretärin getipptes und mit mehreren bunten Stempeln versehenes Begleitschreiben beigelegt, in welchem er betonte, dass der Bearbeitung dieses Auftrags oberste Priorität beizumessen sei.

Allerdings erwiesen sich Name und Stempelchen des Bürgermeisters außerhalb seines Dorfes als weniger Eindruck schindend, als dieser es sich erhofft hatte. Denn bis zu unserer Abreise vier Wochen später wartete der gute Mann noch immer vergeblich auf seine neuen Zähne oder zumindest eine die Bearbeitung derselben betreffende Nachricht. Immer wieder beobachteten wir unseren Bürgermeister dabei, wie er mit hoffnungsvollem Blick dem nahenden Postauto entgegeneilte. Doch vergebens. Ob er noch bis heute wartet, haben wir nie erfahren. Es war uns auch ziemlich egal.

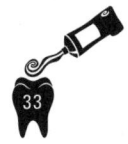

Dreiundzwanzig Uhr fünfzig MEZ

Auf der Suche nach Postkarten schlendere ich durch den protzigen Terminal drei des Dubai International Airport. An einem Duty-free-Shop mit den Ausmaßen einer mittleren deutschen Ikea-Filiale erstehe ich vier Postkarten mit hübschen Kamel-Sand-Wüste-Motiven und die passenden Briefmarken.

Damit ausgestattet, lasse ich mich in einem loungigen unbequemen Sessel mit Blick auf die nächtliche Start-und-Landebahn-Kulisse nieder. Die erste Karte gilt meiner Praxis:

Hallo liebes Praxisteam,
ganz plötzlich und ganz dringend habe ich Urlaub gebraucht. Wie lange ich wegbleiben werde, weiß ich noch nicht. Ein paar Wochen? Mal sehen.
Nutzt doch die Zeit und räumt die Praxis mal so richtig gründlich auf, auch die Ecken, die sonst immer übersehen werden, haha! Und dann nehmt Euch Urlaub.
Den Patienten sagt Ihr am besten, dass ich krank bin. Keine Details. Ach, und die Vertretung nicht vergessen! Ihr macht das schon.
Melde mich. Bis dann,
euer Chef
PS: Bitte die zweite Karte weiterleiten.

Die zweite Postkarte adressiere ich ebenfalls an die Praxis:

Sehr geehrte Frau B.,
ich hoffe, dass Sie alles gut überstanden haben.
Noch einmal: Es tut mir sehr leid!
Mit freundlichen Grüßen
Ihr Zahnarzt

Karte Nummer drei geht an meine Tochter:

Liebe Mareike,
ich habe mich vom Acker gemacht. Brauche Zeit zum
Nachdenken und so.
Mit dem meisten, was Du gesagt hast, liegst Du wahr-
scheinlich richtig. Diese und weitere Erkenntnisse muss
ich nun erst einmal verdauen.
Gleich geht mein Weiterflug nach Indien. Keine Ahnung,
ob es da inzwischen ein funktionierendes Handynetz gibt.
Aber ich lasse ganz bestimmt von mir hören!!!
Viel Erfolg bei Deinem BWL/VWL(?)-Studium.

Dein Vater

Seufzend lasse ich die Postkarte von meinen Knien sinken. Das
dürften die ersten geschriebenen Worte an meine Tochter sein.
In achtzehn Jahren. Oder sind es neunzehn? Ich rechne nach. Es
sind neunzehn. Und zwar seit heute. Es ist zwanzig Minuten nach
Mitternacht deutscher Zeit, das bedeutet, dass meine Tochter heute
Geburtstag hat. Und ich habe ihn vergessen.

Tränen schießen mir in die Augen, ich kann gar nichts dagegen tun. Das ist der Tiefpunkt, denke ich, erbärmlicher geht es wohl nicht mehr. Wie in einem kitschigen Film tropft eine meiner Tränen auf die Postkarte an Mareike und bildet dort einen kleinen blauen See. *Alles Gute zu deinem neunzehnten Geburtstag!*, schreibe ich unter den kleinen See. Dann stehe ich auf und werfe die drei ausreichend frankierten Karten in einen Briefkasten.

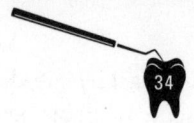

Ein Uhr dreißig MEZ

Das winzige Klapptischchen, das British Airways mir zugesteht, teilen sich eine Plastiktasse Earl Grey, ein Kugelschreiber und die Postkarte an Babs. Was schreibt man seiner Frau auf der Rückseite einer Ansichtskarte mit Kamel und Beduinenzelt, wenn man gerade im Begriff ist, vor seinem alten verkorksten Leben davonzufliegen? Wie formuliert man auf DIN-A6-Größe, dass sich so ziemlich alles ändern muss, auch und insbesondere in Bezug auf die eigene Ehe?

Ich starre aus dem kleinen milchig-trüben Fenster neben mir. Ein erster zaghafter Lichtstreifen erscheint im Osten. Die Monitoranzeige über meinem Kopf teilt mir neben der genauen Position Mekkas auch unsere verbleibende Flugdauer mit. In weniger als einer Stunde werden wir in Mumbai landen. Irgendeine Nachricht muss ich Babs zukommen lassen. Und zum Telefonieren, das ahne ich, wird mir der Mut fehlen.

Liebe Babs,

Weiter komme ich nicht. Seit einer halben Stunde stehen genau diese beiden Worte in der obersten Zeile. Sonst nichts. Es gibt zu viel zu sagen. Da müsste ich einen ganzen Postkartenständer verschicken.

In diesem Moment schnarrt die vertraute Pilotenstimme durch die Lautsprecher des Flugzeugs: »Meine Damen und Herren, hier spricht Ihr Kapitän. Wir befinden uns im Landeanflug auf Kabul. Voraussichtliche Ankunftszeit auf dem Khwaja Rawash Airport ist

sechs Uhr dreißig Ortszeit. Bitte beachten Sie, dass Sie bis zum end-
gültigen Halt der Maschine angeschnallt bleiben sollten, dies dient
Ihrer eigenen Sicherheit. Nehmen Sie darüber hinaus freundlicher-
weise zur Kenntnis, dass sich Afghanistan in einem kriegsähnlichen
Zustand befindet. Für den unwahrscheinlichen Fall, dass wir unter
Beschuss geraten, möchten wir Sie höflichst bitten, das feindliche
Feuer nicht eigenmächtig zu erwidern. Stellen Sie jetzt Ihre Sitz-
lehnen senkrecht und klappen Sie die Tische nach oben, vielen
Dank …«

– Pause –

»… Kleiner Scherz meinerseits, haha! Selbstverständlich werden
wir planmäßig auf dem Chhatrapati Shivaji … – Herrgott, wer soll
das aussprechen können! – … also dem Flughafen in Mumbai landen. Das Wetter dort ist ausgezeichnet, es herrschen bereits jetzt um
sechs Uhr morgens erstaunliche 22 Grad Lufttemperatur. Sollten
sie, wie mein Co-Pilot und ich hier vorne, im regnerischen London
zugestiegen sein, machen Sie es wie wir: Suchen Sie sich ein ange-
messen schattiges Plätzchen und halten Sie die Körpertemperatur
mit einem kühlen Drink im grünen Bereich. Wenn Sie hingegen
aus beruflichem Anlass indischen Boden betreten, sprechen mein
Co-Pilot und ich Ihnen unser tief empfundenes Beileid aus.«

Während George Clooney weiter scherzt, greife ich zum Kugelschreiber und vollende die Postkarte an Babs:

bin zum Nachdenken nach Indien geflogen.
Melde mich, sobald ich eine Adresse habe.
Dein Mann

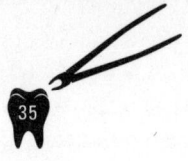

Acht Uhr fünfzehn indischer Zeit

Die dunkel getönte Glastür des Flughafengebäudes schließt sich quietschend hinter mir. Sofort ist sie da, die Wand aus Lärm, Gestank und Hitze. Hinter der Absperrung zur Straße lauert bereits die Meute: Taxifahrer, Bettler, Verkäufer, Einarmige, Einbeinige, Leprakranke und tausend andere, die es auf mein Geld abgesehen haben.

Damals, vor zwanzig Jahren, waren Peer und ich aus dem gleichen Gebäude in die schrille indische Welt getreten. Die unwürdige Schlacht der Taxifahrer um uns, die fette reiche Beute aus Europa, gewann seinerzeit ein kleines, nur mit einem Wickeltuch bekleidetes Männlein.

Als uns dieses Männlein zu seiner grellbunten Fahrradriksha führte, kamen uns beim Anblick der spaghettidünnen Metallkonstruktion zwar erste Zweifel, doch dieser erschreckend dürre Inder bestand darauf, uns damit quer durch die Stadt zum Inlandflughafen zu transportieren. Peer (98 Kilo), ich (damals noch 82 Kilo), zwei Rucksäcke (40 Kilo) plus zwei Umzugskartons (25 Kilo) auf einer Sitzbank, konstruiert für schmale Inderhüften, gezogen von einem Menschen mit wohlwollend geschätzten 55 Kilogramm Eigengewicht.

Das konnte nicht funktionieren, und das tat es auch nicht. Beim zweiten leichten Anstieg, mitten auf einer fünf- bis zwölfspurigen Hauptverkehrsachse, brach unser Fahrer japsend über seiner Lenkstange zusammen. Nachdem wir ihm zu trinken eingeflößt hatten und einigermaßen sicher sein durften, dass er überleben würde, bezahlten wir ihm einen Fantasiepreis und stiegen in eine motorisierte Rikscha um, deren jaulender Rasenmähermotor auch noch seine liebe Mühe mit uns hatte.

Mit dieser Erfahrung und über zwanzig Lebensjahren mehr in den Knochen lasse ich mich gerne zum erstbesten Autotaxi führen, das diese Bezeichnung auch verdient.

»Wohin?«, fragt mich der Turban tragende Sikh, nachdem ich in den weichen Polstern seiner Ambassador Limousine, dem Stolz der indischen Autoindustrie, versunken bin.

»An einen Ort zum Nachdenken«, antworte ich und füge hinzu: »Ich habe von einem Ashram gehört, wenige Autostunden von hier.«

Mit seinen dunklen Augen, die im scharfen Kontrast zum hellen Grau seines kunstvoll gekämmten Bartes stehen, schaut mich der Mann prüfend an. Dann nickt er.

»Die Fahrt dorthin dauert drei Stunden und kostet 200 Dollar. Ist ein guter Ort. Schlafen Sie. Sie sehen müde aus.«

Beinahe zärtlich entzündet er ein Räucherstäbchen in der kleinen Vase auf dem mit Blumen und Girlanden geschmückten Armaturenbrett. Dann startet er den Wagen und fädelt, ohne die lärmende Fahrzeuglawine auf der Straße eines Blickes zu würdigen, in den chaotischen Verkehrsstrom ein, gerade so, als besäße sein Taxi einen unsichtbaren Schutzschirm, verliehen durch jene lächelnde Gottheit, deren Abbild vorne im Miniaturgebetsschrein seines Wagens prangt. Autos hupen, Rikschas klingeln, Hände fuchteln, meinen Sikh ficht das nicht an. Aus den Lautsprechern unseres Raumschiffs erklingt indische Musik, zu der mein Fahrer leise summt. Bedächtig wiegt sich sein Turban im Takt.

Wir passieren Slums und Villenviertel, durchfahren schattige Alleen und trostlose Industriebrachen, entgehen nur knapp dem Zusammenstoß mit einem Fahrrad und müssen mehrfach heiligen Kühen ausweichen, die friedlich wiederkäuend mitten auf der Fahrbahn stehen. Dann sind wir irgendwann, ohne dass ich es bemerkt habe, der Millionenstadt entronnen. Palmen, Reis und

Felsen bestimmen nun das Bild. Die Luft flimmert vor Hitze, während es im Wagen angenehm kühl ist. Und über allem spannt sich das weite Blau des indischen Himmels.

Ich schließe die Augen. Um endlich zu schlafen.

Elf Uhr dreißig indischer Zeit

Die hintere Wagentüre wird geöffnet und ich schrecke aus einem von wirren Träumen durchwobenen Schlaf. Eine ganz in Weiß gewandete Person schiebt sich neben mich auf die Rückbank des Fahrzeugs. Benommen blicke ich in das jungenhafte Gesicht eines Mannes, den die Aura eines weisen Hundertjährigen umgibt, der schon alles gesehen und alles erlebt hat.

»Willkommen in meinem Ashram«, sagt der Mann mit wohlklingender Stimme im typisch singenden Indisch-Englisch und hält die Handflächen zum Gruß vor der Brust gefaltet, »ich bin Saheb Vishnumam.«

»Guten Tag«, erwidere ich, noch immer benebelt vom langen Schlaf, »ich habe gehört, dies sei ein Ort für Hilfesuchende.«

»Oh ja, das ist es«, lacht der Mann fröhlich, »benötigst du denn Hilfe?«

»Absolut.« Ich nicke mehrmals, um meinen fehlenden Worten Nachdruck zu verleihen. »Ich … ich habe wirklich einen ganz schrecklichen Tag hinter mir. Nein. Eigentlich muss ich sagen: Ich habe ein ganz schreckliches Leben hinter mir.«

Mit seinen tiefbraunen Augen sieht mich Meister Vishnumam an. Wenn Blicke bis in die Seele reichen können, denke ich, was für Dinge erblickt der Mann jetzt in diesem Augenblick?

Dann breitet sich über dem Gesicht des Meisters ein Lächeln aus, gerade so, wie sich die Strahlen der morgendlichen Sonne über dem östlichen Horizont ausbreiten, und er spricht: »Komm. Steig aus. Du wirst sehen: Auch dieses geht vorüber.«

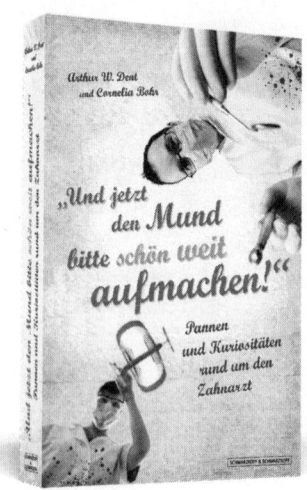

IMMER DIESE BEAMTEN

111 GRÜNDE, WARUM DIE STAATSDIENER
UNS IN DEN WAHNSINN TREIBEN

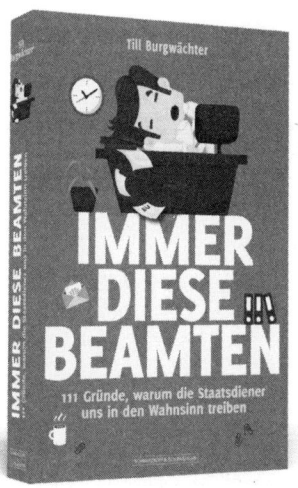

IMMER DIESE BEAMTEN
111 GRÜNDE, WARUM DIE STAATSDIENER
UNS IN DEN WAHNSINN TREIBEN
Von Till Burgwächter
288 Seiten, Taschenbuch
ISBN 978-3-942665-44-5 | Preis 9,99 €

Wo Formulare als Gottheit angepriesen werden, wo Gesetzestexte den gesunden Menschenverstand ersetzen, dort spielt dieses Buch. Wo die Bittsteller nur nach außen hin »Kunden« genannt werden und eine Wartemarke ziehen müssen, wo es auf den Fluren nach dünnem Kaffee und Reinigungsmitteln duftet, wo Mittzwanziger in Pullundern nicht ausgelacht werden, dort ist er zu Hause. Der Berufsbeamte in all seiner Pracht, mit seinem Archiv voller Akten, mit seiner Unkündbarkeit, seiner Amtsverschwiegenheit und seiner ständigen Dienstbereitschaft, seiner vom Bürolicht gräulich verfärbten Hautfarbe und seiner Urkunde für 25 Jahre treue Dienste an der Wand – ihm soll dieses Buch gewidmet sein.

Auf dass sich die Menschheit auch in 100 Jahren noch über diese besondere Berufsgruppe echauffieren kann.

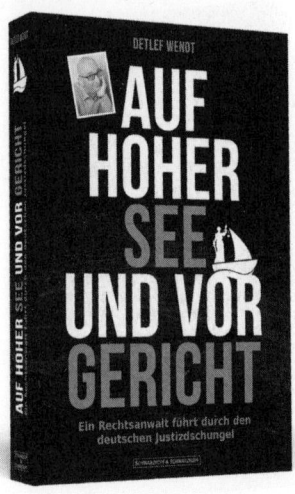

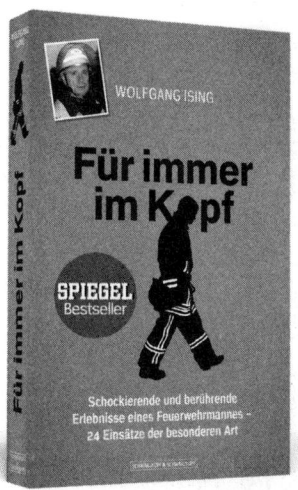

DANKSAGUNG

Mein Dank gilt den Mitarbeiterinnen meiner Praxis, die das täglich von mir angerichtete Chaos mit Würde und Anstand ertragen.

Außerdem danke ich allen Patienten. Lachen und weinen Sie mit mir über Dr. Z.

Und denken Sie immer daran: Zahnärzte sind dummerweise auch nur Menschen.

DER AUTOR

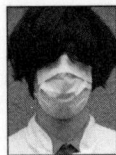

Geboren und aufgewachsen ist DR. Z im 20. Jahrhundert in Süddeutschland. Heute lebt er in Norddeutschland. Oder umgekehrt? Seine wahre Identität gilt als eines der letzten Geheimnisse der modernen Literatur. Aber so viel ist gewiss: Dr. Z lebt, und er bohrt wirklich. Aber im Verborgenen.

Dr. Z
MUNDSCHROTT
Bekenntnisse eines Zahnarztes

ISBN 978-3-86265-489-5
© Schwarzkopf & Schwarzkopf Verlag GmbH, Berlin 2015
Zweite Auflage September 2018

VERLAG
Schwarzkopf & Schwarzkopf Verlag GmbH
Kastanienallee 32, 10435 Berlin
Telefon: 030 – 44 33 63 00
Fax: 030 – 44 33 63 044

INTERNET | E-MAIL
www.schwarzkopf-schwarzkopf.de
www.facebook.com/schwarzkopfverlag
info@schwarzkopf-schwarzkopf.de